Seja como
a água

SHANNON LEE

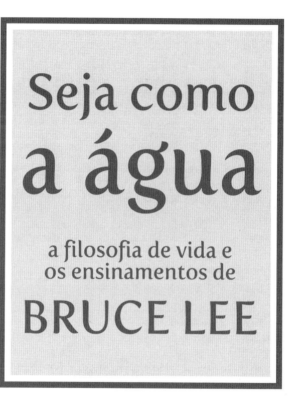

Seja como a água

a filosofia de vida e os ensinamentos de

BRUCE LEE

Tradução de Rosane Albert

Copyright © 2020 by Shannon Lee
Copyright desta edição © 2021 Alaúde Editorial Ltda.

Título original: *Be water, my friend: the teachings of Bruce Lee*

Todos os direitos reservados. Nenhuma parte desta edição pode ser utilizada ou reproduzida – em qualquer meio ou forma, seja mecânico ou eletrônico –, nem apropriada ou estocada em sistema de banco de dados sem a expressa autorização da editora.

O texto deste livro foi fixado conforme o acordo ortográfico vigente no Brasil desde 1º de janeiro de 2009.

Este livro é uma obra de consulta e esclarecimento. As informações aqui contidas têm o objetivo de complementar, e não substituir, os tratamentos ou cuidados médicos. O uso das informações contidas neste livro é de inteira responsabilidade do leitor. Elas não devem ser usadas para tratar doenças graves ou solucionar problemas de saúde sem a prévia consulta a um médico ou psicólogo.

PREPARAÇÃO: Carolina Hidalgo Castelani
REVISÃO: Claudia Vilas Gomes, Rosi Ribeiro Melo
CAPA: Amanda Cestaro
ILUSTRAÇÕES DE CAPA E MIOLO: Daikokuebisu / iStock.com
PROJETO GRÁFICO: Cesar Godoy
FOTOGRAFIAS: Acervo da família de Bruce Lee

1ª edição, 2021
Impresso no Brasil

Dados Internacionais de Catalogação na Publicação (CIP)
(Câmara Brasileira do Livro, SP, Brasil)

Lee, Shannon
Seja como a água : a filosofia e os ensinamentos de Bruce Lee / Shannon Lee ; tradução Rosane Albert. -- 1. ed. -- São Paulo : Alaúde Editorial, 2021.

Título original: Be water my friend
ISBN 978-65-86049-26-8

1. Artes marciais - Filosofia 2. Filosofia oriental 3. Lee, Bruce, 1940-1973 4. Vida espiritual I. Título.

21-60145 CDD-796.8

1. Artes marciais : Filosofia 796.8
Maria Alice Ferreira - Bibliotecária - CRB-8/7964

2021
Alaúde Editorial Ltda.
Avenida Paulista, 1337,
conjunto 11, São Paulo, SP
CEP 01311-200
Tel: (11) 3146-9700
www.alaude.com.br
blog.alaude.com.br

Para meu pai.
Para minha filha.
Para você.

Sumário

Introdução 13

1. O caminho da água 23
2. A xícara vazia 49
3. O eterno estudante 75
4. O oponente 105
5. As ferramentas 131
6. O obstáculo 163
7. A tempestade 183
8. O vazio habitável 203
9. O modo de interceptar o punho 229
10. Meu amigo 253

Epílogo 273
Agradecimentos 275

Seja como
a água

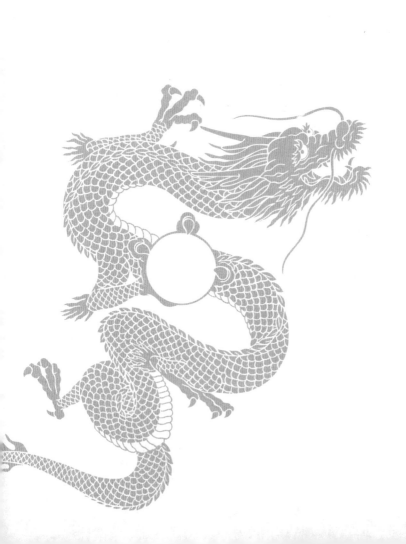

Esvazie a mente.
Sinta-se sem forma como a água.
A água dentro da xícara passa a ser xícara.
A água no bule de chá transforma-se em bule.
A água na garrafa torna-se garrafa.
Mas a água pode fluir ou pode quebrar!
Seja como a água, meu amigo.

Introdução

Quando eu ainda era criança, minha mãe dizia a mim e a meu irmão para não contar às pessoas que Bruce Lee era nosso pai. Ela reforçava: "Deixem que os outros conheçam vocês por aquilo que são sem essa informação". Era um ótimo conselho, e por muitos anos contornei essa questão o melhor que pude. Evidentemente, minhas amigas acabavam por descobrir quando viam as fotografias de família penduradas nas paredes. Entretanto, como a maioria das garotas ainda cursava o Ensino Fundamental, sua única manifestação de espanto era um ligeiro levantar de ombros antes de colocarmos os patins ou sairmos pedalando as bicicletas. No entanto, conforme fui ficando adulta, passei a sentir como se estivesse guardando um segredo, e tornou-se cada vez mais difícil evitar o assunto, principalmente depois que comecei a tomar conta do legado do meu pai em tempo integral. Se me esquivasse de todas as perguntas típicas para quebrar o gelo, como: "Então, o que é que você faz?" e "E como você chegou até aí?", comecei a sentir que não estava apenas escondendo a informação, mas que, na verdade, eu mentia ao desviar a conversa para outra direção, e isso era errado. Afinal, não me envergonho de ser filha de Bruce Lee – me sinto honrada.

Não obstante, diria que o fato de ser filha de Bruce Lee e a reação exagerada das pessoas diante desse fato tornaram-se desafios para minha própria identidade. Talvez seja por isso que a essência da filosofia de autorrealização do meu pai (sim, Bruce Lee era um filósofo!) ressoe tão profundamente em mim. Como é possível honrar o simples fato de um DNA e, ao mesmo tempo, compreender que isso não quer dizer nada em relação à própria alma? Ou é possível? Diante da minha decisão de dedicar grande parte da minha vida para proteger e difundir o legado de um dos seres que me deram vida e que significou tanto para mim, as questões de identidade começaram a ficar muito nebulosas.

"Do que você se lembra a respeito do seu pai?"

Uma das perguntas que mais me fazem e que antes costumava me perturbar porque eu não conseguia respondê-la com clareza. Meu pai morreu quando eu tinha apenas 4 anos, então não tenho muitas histórias minhas com ele ou ensinamentos incríveis que ele tenha me passado diretamente como os seus contemporâneos fazem. Não tenho uma carta que ele tenha escrito especificamente para mim. E como poderia explicar que, apesar disso, eu sinto que o conheço a fundo? Como poderia expressar que sinto que o entendo de uma forma que outros que o "conheciam" podem nunca ter chegado perto disso?

Concluí que esses sentimentos – ligados à sua essência – são as lembranças que tenho dele. Eu o conheço de um modo que não é anuviado por qualquer tipo de conflito ou mágoa, ciúme ou competição, nem mesmo por ideias romantizadas. Conheço seu amor, a marca da sua energia, porque é nos anos de formação que conhecemos nossos pais – o que assimilamos através dos sentidos. A maioria das crianças não tem a memória cognitiva completamente formada e amadurecida até bem depois dos 4 anos. Precisamos aprender com o passar do tempo a interpretar e interagir com aquilo que absorvemos de nossa formação cultural. E, portanto, muitas vezes nos enganamos quando crianças; entendemos erradamente o significado porque não conseguimos compreender as sutilezas do que está acontecendo. Ainda não temos experiência de vida, mas sentimos as características fundamentais de tudo, de certo modo mais acuradamente do que nossos equivalentes adultos. Meu pai fazia brilhar sua luz amorosa sobre mim, e isso é muito claro. Recordo sua essência. Eu me lembro dele.

Ele era um ser humano verdadeiramente fenomenal em muitos aspectos – inteligente, criativo, culto, habilidoso, motivado. Esforçou-se muito para cultivar cada faceta de si mesmo. Em um dado momento, ele disse: "Alguns podem não acreditar, mas passo horas aperfeiçoando o que quer que eu faça". Ele trabalhava não só esculpindo o corpo, mas modelando a mente, educando-se, desenvolvendo práticas e seu potencial. Ele também se empenhava em coisas pequenas, como ter uma bela caligrafia, falar e escrever corretamente, desenvolver uma compreensão coloquial do inglês usando jogo de palavras, aprender a dirigir um filme – a lista vai longe. O resultado disso tudo foi seu legado, que continua a ter importância quase cinquenta anos depois da sua morte.

Uma coisa que aprendi, por meio da prática e do entendimento da sua filosofia, é que você não precisa ser Bruce Lee para extrair o máximo da vida. Acredite em mim. Como sua filha, o estresse imposto para ser um décimo do ser humano que ele foi e da maneira que ele era tem sido esmagador, paralisante e aterrador. Várias vezes tem bloqueado meu caminho. Então respiro fundo e me lembro: Bruce Lee não quer que eu seja Bruce Lee. Ainda bem. O que vai descobrir neste livro é que o desejo dele é que você seja a melhor versão de *si mesmo*. E ela será completamente diferente da de Bruce Lee porque você é você. Ele mesmo não era bom em uma *porção* de coisas. Mal conseguia trocar uma lâmpada ou cozinhar um ovo. Gostaria de vê-lo diante de algum móvel entregue para ser montado em casa. (Na minha imaginação, a peça acabaria sendo reduzida a cavacos, com a chave Allen cravada sem cerimônia na parede depois de ser arremessada em um momento de absoluta frustração.) Deixando esses detalhes de lado, as palavras dele devem incentivá-lo a pensar em um processo de autorrealização no qual investigue quem você pode ser, real e essencialmente – em que percebe para qual direção seu potencial o está levando e como cultivar *isso*. O que vai surgir será tão exclusivo, brilhante, edificante e energizado como era meu pai, mas do seu jeito e em seu próprio processo. E não apenas isso, você vai chegar a um propósito direcionado que vai lhe trazer mais paz de espírito e contentamento.

Afinal, foi assim que me propus a essa jornada. Não foi pelas camisetas legais (embora as camisetas sejam legais). Foi porque, como você também vai descobrir, tenho sido motivada e curada por essas práticas e ensinamentos. Eu não teria dedicado uma parte tão grande da minha vida para difundir o legado do meu pai se não valorizasse sinceramente o meu tempo e o trabalho que faço. Quero que conheça seu lado filosófico e inspirador como eu o conheci e vivenciei. Desejo que consiga obter toda e qualquer coisa, por menor que seja, que contribua para trazer valor e qualidade à sua vida. Espero que se conecte às histórias da minha família contadas nestas páginas e que encontre algo de si mesmo nelas.

O que me qualifica para ser sua guia? Devo adiantar que não sou pesquisadora, educadora ou terapeuta, nem mesmo *coach* pessoal. Não sou especializada em nada, a não ser em Bruce Lee. E esse é um tipo de especialização que não se baseia em vasto conhecimento de dados, datas e eventos. Minha especialização reside no fato de tê-lo conhecido e ter sido amada por ele, na gratidão pelo seu dom, em viver seus ensinamentos o melhor que posso e em me esforçar para me descobrir.

E, mesmo sem todas as graduações e especializações, ainda escrevi este livro parte como prescrição, parte como alegoria, parte como revelação. Para aqueles que já estão algum tempo em uma jornada espiritual, este livro pode parecer simplista às vezes. É essa a intenção. Espero tornar essas ideias acessíveis ao maior número de pessoas possível, e, quanto mais longe o leitor for, mais profundas serão as mensagens que encontrará. Espero que fique comigo a fim de descobrir para onde os cursos d'água correm.

Nesta obra, eu me esforço para transmitir o que é a filosofia "Seja como a água" do meu pai e como a compreendi ao ficar mergulhada em sua vida e em seu legado por tantos anos. Para os que não estão familiarizados com essa citação do meu pai, ele chegou a essa compreensão pela prática de lutas marciais, que usaremos como metáfora para viver uma vida mais comprometida. Para mim, mais importante é a ideia de ser como água e tentar incorporar suas características de fluidez e naturalidade à própria vida. A água consegue moldar sua forma a qualquer recipiente, seja ele maleável, seja ele resistente, ela é simples e naturalmente ela mesma o tempo todo e encontra um meio de manter-se em movimento e fluindo. Imagine se você pudesse aprender a ser tão flexível, senciente, natural e irrefreável? Para um artista marcial como meu pai, isso seria o ápice da técnica. Para mim, é o ápice da minha habilidade como pessoa de expressar a mim mesma, ter poder e ser livre.

Acredito verdadeiramente, e não sou a única, que meu pai foi um dos mais notáveis e profundos filósofos do século XX, só que poucas pessoas conheceram esse seu aspecto porque Bruce Lee era ator de filmes de ação e artista marcial – e, de algum modo, mais facilmente desacreditado como intelectual. Quando pensamos em um filósofo, nos vem à mente uma pessoa intelectualizada, com textos publicados ou que dê palestras inspiracionais e educacionais – não pensamos em um astro de filmes de ação. Mas meu pai era muito mais do que isso, como você vai descobrir, pelo modo como viveu e os ensinamentos que deixou.

Você pode se surpreender ao perceber que não sou tão detalhista em relação a este material, sou purista apenas quando se trata da *energia* de Bruce Lee. Não exercito a exatidão acadêmica com suas palavras. Onde achei útil ilustrar o que quero dizer, misturei citações literais e citações editadas para torná-las mais digeríveis. Usei diferentes tipos de linguagem (gíria, coloquialismo, referências culturais) para chegar ao objetivo da forma mais proveitosa possível. Apesar de ter empregado os pronomes de tratamento no masculino porque assim estava escrito nos ensinamentos do meu pai, por favor, saiba que este livro é para você, seja você quem for ou como se identifique.

Para a maioria, ainda estarei apenas roçando a superfície da profundidade que existe nesses pensamentos. Esta obra trata de muitos conceitos que foram cobertos por livros inteiros dedicados a eles e pelas práticas que se desenvolveram a partir daí, portanto, não é um mergulho completo em nenhuma área. Em tempo, é melhor vê-lo como uma introdução à perspectiva de uma vida de muitas possibilidades a serem exploradas. E você deve saber que, como sua guia, continuo a aprender e a crescer. Mas como dizia meu pai: "A boa vida é um processo, não uma condição. É uma direção, não um destino".

Antes de ir adiante, quero alertá-lo para a característica naturalmente sinuosa deste material. A certa altura, vou sugerir que você use sua força de vontade, e algumas páginas depois vou propor que se renda à sua vontade. Talvez fique frustrado por essas aparentes contradições, mas elas não são realmente contradições, são apenas respostas diferentes para circunstâncias em constante mutação. Tenha em mente que a filosofia do meu pai, e mais especificamente o princípio "Seja como a água", é realmente um ecossistema que abrange a totalidade da vida. Tente reter a ideia da natureza da água (maleabilidade, vitalidade) quando isso acontece, e serei o mais clara possível.

E, de suma importância, nosso objetivo não é adotar um programa ou uma orientação rígida em relação a nada, afinal, este é um livro sobre água, e a vida não é rígida nem programada. Pense no pneu furado ou no bônus inesperado. Precisamos criar espaço e permitir todas as voltas e reviravoltas da vida, altos e baixos, enquanto aprendemos a ser flexíveis, sencientes, naturais e irrefreáveis no meio de tudo isso. Aprender a maximizar o potencial e a fluidez em todo o seu ser não é algo que acontece da noite para o dia, e, na primeira vez que provar o gosto do sucesso e pensar que já compreendeu tudo, vai se ver diante de um novo desafio, a face horrenda de todo o seu antigo condicionamento vai se erguer, e a frustração vai fazer você desejar esmurrar a parede. Nesse momento, vai ter de fazer a escolha, uma vez mais, entre se fechar ou crescer.

Nessas ocasiões, tente se lembrar destas palavras do meu pai: "As pessoas precisam crescer por intermédio de frustrações habilidosas, caso contrário, não terão incentivo para desenvolver os próprios meios e caminhos para lidar com o mundo". E isso é verdade. Se nunca tentar nada mais difícil ou desafiador, na primeira vez que algo difícil ou desafiador acontecer, vai se sentir devastado e sem saber o que fazer. Ou talvez queira deitar no chão e se enrolar como uma bola. Tente encarar a frustração como uma professora ou, me atrevo a dizer, como uma amiga. Procure ouvir o que ela tem a dizer para e sobre você, sobre sua capacidade, suas crenças, onde precisa se estender um pouco mais, o que você realmente quer e ama, e deixe que ela o guie até um entendimento completo de si mesmo. Garanto que com o passar do tempo sua vida vai se abrir e começará a se sentir mais forte e mais livre.

À medida que prosseguirmos juntos na jornada da água, falaremos também sobre foco energizado e alegria. Trataremos de como lidar com a decepção e mudar as circunstâncias. Falaremos sobre como cultivar a fé em si mesmo e, nesse processo, como agir conscientemente em sua vida e como ficar concentrado e encontrar paz de espírito.

É um trabalho estimulante, mas é trabalho. Ocorrerão erros. Haverá bloqueios. No entanto, estamos jogando uma partida longa. Esse é um exercício para a vida inteira, e espera-se afinal que ela seja vivida completamente. Queremos fazer uma abordagem com envolvimento e comprometimento.

Desejamos procurar por coisas que nos digam algo e que incentivem o otimismo enquanto praticamos isso ao longo da vida. Não podemos negar que o processo exigirá esforço e que haverá fracassos, mas felizmente é possível aceitar que aprenderemos com eles, cresceremos e nos tornaremos ainda melhores. Você vai adotar uma postura apropriada para o exercício a fim de atingir o melhor de si mesmo – tranquilo e pronto para a vida. E vamos nos lembrar de que não estamos tentando ser Bruce Lee, mas, sim, nossa própria totalidade.

E, a propósito, você já começou o processo. Estivemos praticando isso aos solavancos durante toda a nossa vida. Talvez sem estarmos completamente conscientes, todos nós tentamos tirar o melhor partido da vida. Claro que sim! O que esta obra oferece é apenas outro ângulo de como isso pode ser feito. Quando ficou suficientemente interessado a ponto de escolher este livro e ver o que ele podia lhe dizer, você já sabia que desejava dar um passo além no caminho de pensar em algo mais para si mesmo. Então tentemos fluir com a corrente e vamos deixar isso divertido. Será uma grande experiência.

Enfim, trata-se de descobrir o que você ama, o que o energiza, quais são seus sonhos e quem é realmente o seu eu essencial. Fique a postos e, nas palavras do meu pai, se esforce para manter esta perspectiva enquanto avançamos:

Não fique tenso, mas esteja pronto – sem pensar, nem sonhar; sem se programar, mas sendo flexível. Fique vivo plena e tranquilamente, consciente e alerta; pronto para o que possa acontecer...

1

O caminho da água

*O caminho da água pode fluir rápida ou lentamente,
mas seu propósito é inexorável, seu destino é certo.*

As artes marciais foram o amor escolhido por meu pai. Desde os 13 anos, quando ele começou a praticar *wing chun*, até o fim da vida, aos 32, ele se exercitou todos os dias, com pouquíssimas exceções. Referindo-se à sua paixão pelas artes marciais, ele disse: "Tudo o que eu aprendi foi por meio da prática de artes marciais". A mente dele era extraordinariamente afiada e perspicaz, e acho que foi uma brilhante peça pregada pelo destino que uma mente como a dele estivesse ligada a uma prática tão física e combativa.

Acontece que as artes marciais *são* uma metáfora perfeita para a vida. Há poucas disciplinas em que os riscos sejam tão altos e pessoais como em uma luta. Proficiência em artes marciais é a prática de se manter concentrado e apto a reagir imediatamente diante de circunstâncias extremas: a ameaça de dano físico. Quando tem o domínio do combate, você não só enfrenta a luta com serenidade e competência, mas torna-se um artista do movimento, expressando-se marcantemente no presente imediato com total liberdade e segurança. Quando sua segurança pessoal ou a própria vida estão em risco, ficar alerta, enquanto mantém a mobilidade e a habilidade, é um feito enorme de autodomínio.

Bruce Lee viveu cada aspecto da sua vida guiado pela filosofia do movimento. Ele sempre procurava aquilo que gosto de chamar de "o real". Luta real. Vida real. Conceitos experimentados nas ruas. Aplicações para o dia a dia. Ele não compactuava com pontos ganhos ou leves toques no chão, que era o estilo em voga nas competições de alto nível. Ele chamava aquele tipo de luta competitiva – baseada na pontuação, com tantas regras sobre como marcar pontos sem causar dano – de "nadar no seco".

Isso não quer dizer que ele saía por aí desafiando todo mundo para uma luta de rua, embora tenha participado de muitas lutas reais. O que ele fazia na verdade era treinar bem. Apesar de já existirem equipamentos de segurança para várias artes marciais, ele foi um dos primeiros a reutilizar muitas peças separadas para criar um verdadeiro equipamento de treino para a modalidade *full contact* de luta corpo a corpo. Ele cortou pela metade os dedos das luvas de beisebol, achatou-as e preencheu-as de enchimento. Reutilizou placas peitorais de apanhador de bolas de beisebol e equipamento de boxe, assim como luvas de *kendo*. Esse tipo de equipamento de treino evoluiu e hoje é encontrado facilmente, mas, nos anos 1960, seu uso era desconhecido no *kung fu* chinês (ou, como meu pai pronunciava em seu cantonês nativo, *gung fu*).

Por meio de treinamento pesado e lutas, meu pai tinha a oportunidade de transmitir princípios entre mente e corpo – da ideia para a ação – continuamente. A maior parte (e possivelmente tudo) do que ele abraçou filosoficamente começou como abordagem para se tornar um artista marcial bem-sucedido. Então, como ocorre com todos os princípios universais, ele finalmente percebeu que a utilização das artes marciais era mais ampla e profunda – e com aplicação inigualável à arte de ser humano.

Mas vamos começar do início.

Um menino, um mestre de *kung fu* e um barco

Meu pai começou a estudar *wing chun gung fu* em Hong Kong aos 13 anos. Seu *sifu* (ou professor) era um homem chamado Yip Man (ou Ip Man). Yip Man era um professor muito capacitado que não só exercitava técnicas físicas, mas também entremeava filosofia taoista e os princípios de *yin* e *yang* em suas aulas. Muitas vezes ele ilustrava os ensinamentos por meio de parábolas sobre a natureza, como ao usar a diferença entre o carvalho e o bambu para reforçar uma ideia (o carvalho pode quebrar açoitado por um vendaval, enquanto o bambu sobrevive por se mover ao sabor do vento).

Meu pai era um aluno dedicado e aprendia de forma rápida. Ele praticava fora da sala sempre que podia e tornou-se um aluno exemplar. Mas também era adolescente – que fora chamado quando criança de Mou Si Ting, que significa "Nunca Para Quieto" –, cujo apelido posterior e pseudônimo foi Siu Loong, ou "Pequeno Dragão". Nascido na hora do dragão e no ano do dragão, o jovem Bruce Lee era todo inflamado, todo *yang*. E Yip Man tentava ensinar a seu adolescente fogoso a importância não só de força e sagacidade, mas de gentileza, fluidez e maleabilidade.

A favor do meu pai, digo que ele ouvia e tentava, mas seu entusiasmo (e temperamento) conseguia prevalecer; e, além disso, ele imaginava, não é melhor vencer sempre que pode? O que é que gentileza tinha a ver com vencer?

Um dia, Yip Man estava tentando ensinar o jovem Bruce a relaxar e acalmar a mente, a esquecer dele mesmo e seguir os movimentos do oponente. Basicamente, ele estava tentando levá-lo à prática da arte do desapego – a reagir intuitivamente ao oponente em vez de ficar preso à própria estratégia, calculando obsessivamente os golpes e movimentos do outro. Quando meu pai fazia da sua maneira, visivelmente preso à sua esperteza e combatividade, o suor escorrendo pelos sulcos da testa franzida, Yip Man intervinha e lhe dizia para conservar a energia acompanhando a curva natural das coisas. "Nunca queira se impor à natureza", ele o aconselhava. "Nunca se oponha diretamente a nenhum problema, mas controle-o movimentando-se com ele." Até que um dia interrompeu o jovem Bruce e lhe disse: "Não pratique esta semana. Vá para casa e pense no que falei".

Não praticar esta semana?! Era como dizer a meu pai para não respirar durante sete dias. Excluído da aula, Bruce continuava a praticar, meditava e lutava sozinho para entender o que o professor estava tentando lhe dizer. Frustrado e cada vez com mais energia para gastar, ressentido com seu tempo livre, decidiu usá-lo pegando um barquinho e seguindo para o porto de Hong Kong.

Passado um momento, ele parou de remar e deixou que as ondas conduzissem o barco. Enquanto seguia à deriva, começou a rememorar as palavras do professor e todo o tempo que passara treinando. O que estava fazendo de errado? Por que não conseguia entender o que o professor dizia? Não fazia sentido! A frustração aumentou. Em sua fúria, ele se debruçou e esmurrou várias vezes o mar do sul da China.

De repente um pensamento o atingiu, ele parou e olhou para a mão molhada. Meu pai escreveu mais tarde sobre isso em um ensaio:

> Será que naquele instante essa água ilustrou para mim o princípio do *gung fu*? Eu bati nela, e ela não ficou machucada. Bati nela mais uma vez, com toda a minha força – e ela continuou ilesa! Tentei agarrar uma porção dela, mas isso se mostrou impossível. Água, a substância mais maleável do mundo, que poderia ser contida no menor recipiente, era fraca só na aparência. Na verdade, era capaz de penetrar nas substâncias mais duras do mundo. Era isso! Eu queria ter a natureza da água.

Ele teve uma segunda revelação enquanto olhava um pássaro passar voando e, por um instante, lançar seu reflexo na água:

> Deveriam os pensamentos e as emoções que tenho diante de um oponente passar como o reflexo do pássaro sobrevoando a água? Era isso exatamente o que significavam as palavras do professor Yip quando me disse para eu ser uma pessoa em quem

o sentimento não estava agarrado ou bloqueado. Então, para me controlar, preciso primeiro me aceitar ao seguir minha natureza, e não lutar contra ela.

E assim começou a longa e íntima relação do meu pai com a água, um elemento suave, mas forte, natural, entretanto capaz de ser dirigido, isolado, porém poderoso e, acima de tudo, essencial para a vida.

Não é necessário ter experiência em artes marciais

A esta altura, você pode estar pensando, "Não sou um artista marcial; como este livro vai se aplicar a mim e por que vou me interessar pela epifania que um garoto de 17 anos teve há mais de sessenta anos?" Não se preocupe, apesar de falarmos de artes marciais de tempos em tempos, são apenas metáforas para ilustrar conceitos aplicáveis à experiência humana em geral. Algumas vezes acho mais fácil traduzir ideias abstratas em exemplos com bases mais físicas. Assim como é possível se interessar em ser como a água, as ideias filosóficas do meu pai, casadas com a maneira como ele viveu, inspiraram pessoas do mundo todo, inclusive a mim, a transformar a vida delas. E o modo como ele viveu foi seguindo o exemplo da água.

Em sua essência, ela flui, encontra seu caminho contornando (ou até atravessando) obstáculos. Meu pai chamava isso de viver "sem limitações". A água está presente em suas circunstâncias e no que a rodeia, pronta para mover-se em qualquer direção que permita sua passagem. A abertura e a maleabilidade traduzem um estado constante de prontidão, mas uma que seja natural por se tratar apenas de ser ela mesma. Ser como água, então, é perceber o seu eu mais completo, natural e real onde você vive, significa viver o quanto for possível no maremoto da vida enquanto cria um caminho próprio para seguir.

Acredite em mim quando digo que existe alguma coisa nestas páginas para você, quer seja atleta, mãe em tempo integral, estudante, contador, empresário, policial, quer seja qualquer forma humana que tenha. Lembre-se de que, ao mesmo tempo, nem tudo neste livro vai servir para você. Nunca se agarre a algo sem questionar apenas porque alguém disse que aquilo era verdadeiro. O que é verdadeiro para alguns pode não ser para outros – ou o caminho para uma verdade compartilhada pode parecer muito diferente para você do que para outra pessoa. Não existe um único conselho nem um conjunto de ferramentas que sirva para todos. Não sou capaz de dizer o que funcionará – só você vai saber à medida que experimentar algumas dessas coisas. Vou compartilhar as histórias da minha família e meus pensamentos, experiências e ideias; o resto depende de você. E se não encontrar nada que o ajude, não desista. Há muitas fontes neste mundo, continue procurando e acabará encontrando o que procura.

Vamos então nos curvar metaforicamente um diante do outro? Toda aula de artes marciais começa com uma reverência. Não é um gesto subserviente, é um ato intencional para dizer "Estou aqui", "Eu vim", "Estou prestando atenção e estou pronto para participar".

Obrigada por estar aqui. Agora vamos começar com os princípios da água.

Sem limitações

Por que a ideia de ser como água é um princípio do meu pai tão importante? Afinal, o núcleo essencial do que ele cunhou para representar sua arte e sua vida foi exatamente isto:

Usar forma alguma como forma, nenhuma limitação como limite.

Não é essa a descrição perfeita da natureza da água? Para alguém que já precisou lutar com um vazamento, é desconcertante investigar como a água escapou e foi parar naquele lugar. Às vezes é preciso derrubar a parede ou quebrar o teto para descobrir de onde ela está vindo e qual foi seu trajeto até chegar lá.

Passei recentemente por essa experiência, com um vazamento enorme no meu escritório. Nós tínhamos quase certeza de que ele vinha do telhado, mas não se tratava apenas de um gotejamento que vinha de um buraco. Surgia em diferentes pontos e se infiltrava pelas paredes do andar de cima. O proprietário mandou três vezes alguém para consertar, mas, sem um ponto de entrada evidente, as tentativas que foram feitas não chegaram à raiz do problema, e assim mantivemos as lonas e os baldes naquele andar, achando que as coisas embaixo estavam relativamente seguras.

E choveu de novo, dessa vez torrencialmente. Como a água vinha se infiltrando pelas paredes, ela simplesmente continuou seu caminho, atingiu o teto de baixo e escorreu pelas vigas. Quando voltamos no dia seguinte, a água pingava das vigas do teto por toda a extensão do primeiro andar – literalmente chovia lá dentro.

Por mais estressante que tenha sido para nós, por que isso é admirável por parte da água? Bem, ela não podia ser detida, procurou um ou muitos caminhos e se moveu até encontrar um obstáculo. Então, conforme a necessidade, foi mudando seu curso e continuou a fluir. Ela aproveitou "a falta de caminho" como caminho. Em outras palavras, usou todos os percursos possíveis. E fluiu sem limites. Mesmo depois de o telhado ter sido consertado, a água da chuva não encontra impedimento para achar seu caminho, só que agora faz isso por fora do prédio. Ainda bem.

Esse é o princípio básico da água. Ela é irrefreável. E, embora o termo "água" não esteja presente no princípio essencial mencionado acima, a frase representa perfeitamente um dos fundamentos mais importantes da água sobre o qual desejo que nos debrucemos – que a água não pode ser detida. Durante séculos, ela cavará desfiladeiros nas montanhas. E, quando digo que desejo que nos "debrucemos" sobre o fundamento, uso essa palavra porque não quero que apenas pensemos sobre isso. Afinal, a vida não é só um exercício mental. Quando digo nos "debrucemos", quero dizer estarmos com ele – refletir sobre ele, percebê-lo, experimentá-lo, senti-lo e deixar que ele entre.

Vamos pensar na água como irrefreável, da mesma forma como muitas pessoas pensavam que Bruce Lee era. Conhecendo ou não alguma coisa sobre Bruce Lee, provavelmente você tem uma imagem dele como um sujeito da pesada, heroico e habilidoso, que abria caminho entre seus oponentes – tanto na vida real como nos filmes.

Então, o que é preciso para ser irrefreável como a água?

Esteja atento

Para o meu pai, seguir "o fluxo" significava, em parte, estar presente – escolher viver conscientemente, com objetivo e intenção. Estar presente significa mais do que ocupar um espaço físico, não se trata apenas de comparecer à aula, mas se está ou não participando realmente dela. Você está prestando atenção, fazendo perguntas, anotando, tomando parte das discussões? Ou está fisicamente lá, mas preso ao celular, meio adormecido, com o capuz encobrindo os fones de ouvido? Estar presente é um componente-chave para ser como a água. Por quê?

Se a água da chuva do exemplo citado não tivesse participação ativa ao redor dela o tempo todo, não teria encontrado o caminho para o meu escritório. Essa é a natureza da água. Nós, entretanto, precisamos escolher se vamos parar frente ao primeiro obstáculo ou se seguiremos adiante, diferentemente da água, que *sempre* segue onde houver oportunidade. E, lembre-se, mesmo as águas aparentemente paradas são alimentadas por nascentes murmurantes ou chuvas consistentes e neves derretidas, do contrário, ficam fétidas ou acabam por evaporar. Assim, se desejarmos realizar nosso potencial, não podemos nos tornar complacentes ou estacionar – precisamos não só encontrar o caminho que nos leve adiante como também nos reabastecer repetidamente. E para encontrá-lo devemos ficar atentos em relação ao que acontece ao redor.

Meu pai tinha uma citação que eu adoro: "Para crescer, para descobrir, precisamos de envolvimento, que é algo que experimento diariamente, que às vezes é bom, outras, frustrante". Você pode pensar, "Mas todas as pessoas não estão envolvidas com sua própria vida?" A verdade é que, embora estejamos envolvidos no sentido de que estamos vivos, já que respiramos e fazemos coisas, muitos não entram completamente em contato com sua consciência, autoconhecimento e, por fim, com seu potencial. Não estamos dirigindo o curso de nossa vida proativamente ao deixarmos de prestar atenção à nossa energia, ao deixarmos de trabalhar com ela, com o ambiente e com os relacionamentos que vivemos. Para muitos, a vida meramente *acontece*. Ficamos presos a padrões inconscientes e esquecemos de que há, de fato, muitas opções e modos de se *envolver completamente* na criação do nosso dia a dia. Para dizer de outra forma, queremos estar totalmente vivos *versus* apenas subsistindo.

Para fazer isso, precisamos prestar atenção, o que não significa que temos de estar sempre "ligados", no controle, porque isso seria exaustivo. E não seria possível viver assim vinte e quatro horas por dia, sete dias por semana, porque, como sabemos, a vida nem sempre está sob nosso controle. Os desafios surgem do nada. Somos demitidos, ficamos doentes, sofremos uma perda repentina, ou apenas ficamos cansados e desligamos de vez em quando. Mas a noção de cultivar a "prática da água" de Bruce Lee envolve o reforço da atenção e a obtenção de ferramentas afiadas para ter a capacidade de enfrentar a vida, e tudo o que ela nos traz, com tanta habilidade, consciência e graça quanto for possível – enquanto procuramos o caminho definitivo.

A presença e a consciência desempenham um grande papel nesse processo. Se minha mente estiver poluída com todo tipo de negatividade ou eu estiver implicando com as pessoas por pura reação emocional, então não estou respondendo – estou reagindo. Se não tiver consciência de como me sinto ou dos pensamentos que passam pela minha cabeça, como vou mudar hábitos ruins ou ser mais feliz e encontrar satisfação pessoal? Tenho de ser capaz de me observar a fim de ver o que preciso corrigir. Se estiver prestando atenção, vou perceber o que está acontecendo à minha volta e dentro de mim, e só então estarei livre para decidir como desejo participar. Não é possível escolher uma resposta quando não se consegue enxergar que existem opções.

Imagine por um momento como seria se tivesse a capacidade de escolher a resposta para cada situação, em todos os momentos, em vez de ser levado por uma reação impulsiva. O que aconteceria se não fosse tomado por suas emoções ou se ficasse paralisado diante de um desafio? Imagine qual seria a sensação de estar totalmente presente em cada experiência sem se perder nela. Como seria ter a resposta perfeita que refletisse exatamente quem você é em todas as situações sem se sentir pessoalmente atingido por elas. A sensação seria de poder, não é verdade? E entendo que por mais que a imagem dessa vida possa parecer poderosa, ela também pode soar pouco realista neste momento. Tudo bem. Vamos falar sobre isso realística e humanamente à medida que seguirmos adiante, porque, afinal, não se espera que sejamos perfeitos. É isso mesmo: *não se espera que sejamos perfeitos.*

Ser como a água não é aspirar à perfeição. A perfeição é uma mestra exigente. Ser como a água não se trata de estar no controle de tudo. O controle é um jugo apertado. Por ora, vamos considerar a perfeição e o controle dessa forma.

Há perfeição no desenrolar constante e imperfeito da vida, porque cada imperfeição cria a oportunidade de se aprender alguma coisa, que pode então ser desenvolvida e posta em prática. Ao praticar o que me desafia – aceitação, paciência, afeto, aperfeiçoamento –, vou ganhar confiança até que a habilidade que eu esteja treinando se torne uma segunda natureza. A perfeição como a imaginamos deveria ser tratada mais como um meio para concentrarmos a atenção do que como uma conquista definitiva à qual chegamos. Entender essa noção é ser capaz de enxergar as imperfeições da vida como instrumento de ensino e oportunidade perfeita para crescer e se aperfeiçoar, em vez de vê-las como medida de sucesso.

E então existe o controle. No livro de astrologia *A linguagem secreta dos aniversários*, de Gary Goldschneider e Joost Elffers, cada dia do ano tem um nome ou um título associado a ele. Eu nasci no "Dia do Pleno Controle". Misericórdia! Não acredito que muitas pessoas que me conhecem me descreveriam como a controladora clássica (pelo menos espero que não). Já me aconteceram muitas coisas que estavam além do meu controle, e, diante delas, me inclinei mais a levantar as mãos me rendendo e a lidar o melhor possível com a situação do que tentar que tudo se curvasse à minha vontade. É preciso, entretanto, chegar a um equilíbrio, e talvez ele esteja no quanto de controle consigo exercer ao "não controlar". Onde posso enxergar o caminho se revelando no surgir de um desafio? O quanto posso exercer minha vontade em relação aos objetivos que tenho ao mesmo tempo que abro espaço para aquilo que está acontecendo concretamente?

Não faz muito tempo, tive um projeto em que eu realmente acreditava, e que não se desenrolou como o planejado. Mais do que isso, parecia estar falhando redondamente. Tentei controlá-lo movendo céus e terra para conseguir as pessoas certas e realizar as mudanças necessárias para manter as coisas nos trilhos, tudo isso enquanto ficávamos sem dinheiro nem opções. Eu amava esse projeto, queria que ele continuasse, mas parecia que nada estava a meu favor. Então, no último minuto, parei de resistir ao que estava acontecendo. Eu estava exausta. Eu tinha investidores com expectativas, precisava demitir pessoas e fechar coisas, mas decidi me colocar diante do que estava acontecendo e deixar de resistir. Entreguei o futuro do projeto ao universo e disse: "Mostre-me o caminho". E, como a água, comecei a seguir o curso desse novo desenrolar em vez de tentar construir mil barragens para forçar a direção da corrente.

Sim, uma fase do projeto acabou, mas disso surgiram novas ideias (ideias melhores!), novos parceiros e possibilidades em potencial. O mais importante foi que, ao deixar as coisas seguirem seu caminho natural, eu não estava desistindo ou fracassando, estava encontrando um caminho novo, e, enquanto reduzia o estresse e a ansiedade, ganhava mais energia. Mesmo que eu ainda não saiba se esse projeto será bem-sucedido, continuo a me sentir capaz de estar presente, de demonstrar e transmitir minha energia onde for necessário e deixar que o resto se desenrole naturalmente. A diferença é que não estou mais tentando controlar o destino de toda essa empreitada, nem deixá-la perfeita. Estou participando e cocriando, mas deixei de forçar.

Meu pai dizia: "Aqui está o instinto natural, e aqui está o controle. É preciso harmonizar os dois". E dessa forma eu tento me perguntar constantemente quanto "controle" posso exercer em meu eu perfeitamente imperfeito para estar presente e disponível diante de situações e pessoas desafiadoras – assim consigo perceber um novo modo de ser para mim e para tudo o que crio. Às vezes, não sou muito bem-sucedida, e extraio um aprendizado importante ao refletir sobre o que poderia ter feito de diferente. Mas todo crescimento e aprendizado, sejam eles imediatos, sejam eles posteriores, somente acontecem se eu estiver plenamente presente e consciente das minhas experiências internas e externas.

Seja maleável

O homem vivo é flexível e maleável; quando ele morre, fica rígido. Maleabilidade é vida; rigidez é morte, quer se trate do corpo, da mente, quer se trate do espírito. Seja maleável.

Uma das lições da água mais simples e mais facilmente entendida é sua maleabilidade. Atire uma pedra em uma corrente de água, e ela se adaptará para criar espaço para a pedra. Essa é uma das lições que meu pai recebeu quando adolescente no dia em que percebeu que água era uma metáfora para *gung fu*. Quando ele tentou agarrá-la, ela escorreu por entre seus dedos. Quando tentou esmurrá-la, ela saiu do caminho do seu punho e não sofreu nenhum dano. Meu pai seguiu falando a todo o momento sobre a importância da delicadeza e da maleabilidade quando se trata da vida e de artes marciais.

Ele também contava repetida e exatamente a mesma lição transmitida pelo seu mestre sobre o bambu e o poderoso carvalho durante uma tempestade. A rigidez do carvalho, em última análise, o leva à morte, assim como a mente ou a atitude rígida podem impedi-lo de aprender e crescer, levando-o ao estresse e à insatisfação com o passar do tempo. Se não consegue ser maleável em seus pensamentos ou respostas a uma situação, então você limita as opções para ser bem-sucedido, crescer e se divertir. Como conseguir permanecer maleável, responsivo e centrado? Já sabemos que um fator importante é estar presente e consciente do que está acontecendo para *poder* responder flexivelmente. Vamos dar uma espiada em uma analogia marcial.

Quase literalmente, as artes de combate exigem que a pessoa esteja totalmente presente e fluida a fim de não ser pega desprevenida e perder o equilíbrio – ou nocauteada! É preciso responder ao soco que se aproxima a fim de evitá-lo ou bloqueá-lo. Yip Man incentivava o jovem Bruce a treinar muito e, então, esquecer-se de si mesmo e seguir os movimentos do oponente. Ser como a água é adaptar-se em resposta ao que o cerca e ao seu oponente. Em outras palavras, é ser flexível.

No entanto, como esse conceito pode ser aplicado mais amplamente à vida? Ser como a água significa estar "no fluxo": primeiro, estar presente e consciente, depois, adaptável e móvel. Na vida, não seria útil ser capaz de manter a consciência a fim de contornar os problemas ao transitar por aquilo que a vida lhe traz? Embora meu pai nunca tenha usado explicitamente a expressão mais moderna "estado de fluxo", ele falou muitas vezes sobre "fluxo". Para ele, ser como a água vai muito além da metáfora para *gung fu*, é uma filosofia de orientação para a vida – que ele aplicou a fim de aprender coisas novas, superar obstáculos e, por fim, encontrar seu verdadeiro caminho.

Ele usava a ideia da água viva como abordagem. Digo "água viva" porque não estamos falando de água parada, da mesma forma que não estamos tratando de cultivar uma vida estagnada. Em seus textos, ele usava o conceito de correnteza fluindo ou ondas no oceano. Como ele dizia: "Como a água corrente, a vida está em constante movimento".

A vida está sempre em movimento. Nunca está inerte. Mesmo nas rotinas diárias já estabelecidas, há diferenças sutis – na programação de tempo, no humor, no ambiente. Hoje você saiu cinco minutos mais cedo; amanhã, terá dor de cabeça; acabou de brigar com um amigo; talvez esteja chovendo; ou quem sabe tenha se apaixonado. Um dia nunca é exatamente como o anterior, e abordar cada dia como se fosse o mesmo e não em constante mudança e flutuação (isto é, em movimento) significa não estar presente ou consciente da experiência completa, e assim não ser capaz de ser fluido em resposta à vida sutilmente mutável. Muitos fatores nos afetam e alteram nossas respostas e reações até a rotina mais básica, portanto criar regras mais duras e rápidas ou presunções sobre como vivemos ou como a vida deveria ser pode nos colocar em enrascadas, principalmente quando ela resolve nos surpreender.

Nas palavras do filósofo grego Heráclito: "Ninguém se banha duas vezes no mesmo rio, porque tanto a água quanto o homem mudam incessantemente". A cada dia, somos diferentes, e as circunstâncias também. Mesmo quando uma situação parece igual a outra já vivida, ela não é. Nada é constante. Há sempre sutilezas em jogo. A complexidade da vida reside no fato de que cada momento, situação e desafio são novos, talvez apenas ligeiramente, mas ainda assim merecedores da sua presença e flexibilidade.

Quando meu pai criou a arte marcial do *jeet kune do*, ele tomou muito cuidado ao estabelecer princípios filosóficos para acompanhá-lo. Esses princípios destinavam-se a envolver a mente e o espírito tanto quanto o corpo, sendo os componentes-chave para prevenir contra um treinamento repetitivo e superficial. O *jeet kune do* enfatiza o movimento sem forma e não telegráfico – o movimento que acontece tão depressa e como resposta perfeita à situação real que o oponente não consegue ver o que está a caminho. A filosofia ligada a ele é voltada para o enraizamento do praticante no estado fluido e presente, a fim de mantê-lo flexível e capaz de iniciativa e resposta à mudança. E alguém só consegue reagir à mudança se tiver mobilidade suficiente na abordagem.

Toda ação deve ter causas subjacentes. Quero incutir o espírito da filosofia nas artes marciais; assim eu insisto no estudo da filosofia. A filosofia leva meu *jeet kune do* a outro patamar no campo das artes marciais!

Apesar de ter começado a idealizar a arte em 1965 (só lhe dando um nome formal em 1967), ele lutou a vida toda para deixar suas ideias de forma duradoura, quem sabe em um livro. Ele não conseguiu publicá-las precisamente porque pensava sua arte como uma coisa viva capaz de mudar e evoluir e não queria que os praticantes acreditassem que o que tinha sido escrito era o limite delas. (Nesse contexto, eu me incluo com certeza.) Ele tinha receio de que eles não levassem as próprias experiências para o processo de aprendizagem. Ele lutou tanto com isso que, embora tirasse muitas fotos e escrevesse páginas e mais páginas sobre suas reflexões sobre luta, nunca se comprometeu a publicá-las, querendo evitar o problema da concretização e a criação de seguidores "fiéis", que se recusariam a questionar a própria experiência.

Dito isso, o livro *O tao do jeet kune do* foi publicado postumamente em 1975 pela minha mãe e Mito Uyehara, da revista *Black Belt*, para tentar preservar os ensinamentos e as ideias do meu pai em seguida à sua morte. Tomou-se muito cuidado para não criar um manual, mas algo que fizesse o leitor pensar e explorar, provando mais uma vez como os amigos e a família foram fiéis ao desejo de Bruce Lee de permanecer aberto e flexível em todas as abordagens. Seguiram-se outros livros do tipo "como fazer", mas *O tao do jeet kune do* continua sendo o livro essencial sobre o assunto, apesar de ser o mais abstrato. E é exatamente esse nível de abstração apresentado que o faz refletir tão lindamente os princípios da água: porque, ao procurar guiar o leitor, ele não tenta obrigá-lo, mas sim permitir que seja um participante ativo e flexível em seu próprio processo de entendimento.

Tenha a tensão adequada

Um dos primeiros ensinamentos do *jeet kune do* é a posição de guarda:

> A posição de guarda é a mais favorável para a execução mecânica de todas as técnicas e habilidades. Ela permite um relaxamento completo, mas, ao mesmo tempo, oferece uma tensão muscular favorável a reações rápidas. [...] A posição de guarda deve, sobretudo, ser uma postura de "atitude espiritual adequada".
>
> – *O TAO DO JEET KUNE DO,* DE BRUCE LEE [*]

"Posição de guarda" foi como meu pai chamou a postura inicial da sua arte – posição da qual todos os movimentos

---

[*] Tradução de Tatiana Öri Kovács. 4. ed. São Paulo: Conrad Editora, 2005. pp. 45 e 47.

devem partir sempre que possível. Era uma postura muito especial, baseada no seu entendimento das leis da física e da biomecânica, assim como um tributo a muitas artes de luta – *wing chun*, boxe e esgrima, as principais delas.

A posição de guarda era ao mesmo tempo relaxada e ativa. Nela, o calcanhar do pé posterior está levantado como a cabeça de uma serpente enrolada, pronta para se lançar e atacar sem aviso. As pernas estão soltas, mas não frouxas. Os joelhos estão dobrados, os pés separados na largura dos quadris, com a distância aproximada de um passo natural entre eles, a ponta do pé de trás apontando para o arco do pé da frente, formando um triângulo de estabilidade, dificultando derrubá-lo para trás ou dos lados. Em outras palavras, ativo, mas estável, relaxado, mas a postos.

Se observar meu pai nos filmes, ele frequentemente fica se movimentando para a frente e para trás diante do oponente, era sua assinatura. Ele permanece leve sobre os pés. Pronto para saltar para a frente, dar um passo para o lado, recuar ou cortar o ângulo de ataque do oponente a qualquer momento. Mas sempre mantendo-se próximo à postura descrita para poder golpear imediatamente.

Ele escreve sobre a postura: "O posicionamento básico é fundamental". E a mesma abordagem serve para a vida. Uma boa base se traduz em ter postura forte, capaz de adaptar-se e mover-se em qualquer direção. Significa o equilíbrio certo entre relaxamento e tensão, para que as respostas possam ser rápidas e eficientes. E também a capacidade de se mover e reposicionar com facilidade para nunca ser pego com o peso sobre os calcanhares – "uma organização simples e efetiva, mental e física, de alguém". É a postura para uma vida comprometida.

Se pensar a esse respeito, vai perceber que a água está sempre relaxada, mas a postos. Pense na frase "abrir as comportas".

Quando a água está sendo represada por algum tipo de bloqueio, ela fica esperando calmamente, pronta para se mover. Retire o bloqueio, e a água sai correndo sem um segundo de hesitação. Mesmo enquanto se move, ela apresenta uma resposta completa e sem esforço ao ambiente que a rodeia. Jogue um tronco atravessado na correnteza e a água se adapta. Ela vai se espalhar, alargar e ficar mais profunda, vai trabalhar todas as falhas e rachaduras até encontrar uma passagem ou criar um ecossistema em volta e internamente. A água é responsiva e viva.

Para que ela esteja tão "em posição de guarda", precisa manter certa tensão. Temos a tendência de pensar na palavra "tensão" como algo negativo – tensão no pescoço ou nos ombros, tensão nos relacionamentos. Mas, na verdade, a tensão é um componente necessário para a vitalidade. A fim de adaptar metaforicamente uma posição "de guarda" para a vida, precisamos alcançar o equilíbrio da vitalidade. Não precisamos ficar exageradamente tensos como se estivéssemos nos esforçando, mas também não tão relaxados a ponto de não conseguir reagir. É preciso um nível de prontidão que se baseie no desejo pessoal de estar envolvido em sua própria vida. Precisamos de um mínimo de tensão – suficiente para estarmos presentes, flexíveis e comprometidos, de tal forma que possamos fluir quando as comportas se abrirem.

Tenha objetivos

Uma das perguntas que nos desafiam é: "Qual é o meu objetivo?" O que eu deveria estar fazendo da minha vida? Qual a marca que deveria deixar? Qual é o meu trabalho mais importante? Enfim, para que serve tudo isso? Meu pai diria que o trabalho mais importante da vida é ser você mesmo, ou, nas palavras dele, autoatualizar-se. *O que* você faz (ensinar, praticar esportes, alimentar crianças famintas, fazer cumprir as leis, escrever livros) e *quem* você é (pai, esposo, sócio, mentor, artista) não é tão importante *como* a forma que expressa seu "o quê" e seu "quem" nas coisas que faz. Quando se usa a palavra "incorporar", isso significa encarnar uma ideia, uma prática, um valor ou um conceito, integrando-o a si, o que se manifesta por meio do que você está fazendo. Falar que a generosidade é importante para você, mas não ser generoso, quer dizer que não incorporou totalmente o valor da generosidade.

Autoatualizar-se é elevar sua vibração humana, atingir seu maior potencial e expressá-lo enquanto se move pela vida no nível mais alto possível, seja ele qual for. O que você escolher para demonstrá-lo – *hobbies*, trabalho, relacionamentos – será apenas o veículo pelo qual fará brilhar sua luz. Quando o objetivo é apenas ser a versão mais altamente funcional e alegre de si mesmo, então cada momento poderá ser uma oportunidade para realizar esse objetivo, e a jornada se tornará muito mais emocionante. Agora você tem um propósito real. Até mesmo lidar com dificuldades fica mais fácil quando nos comprometemos a expressar a verdade de quem somos.

Meu pai incentivava um processo longo de *autoatualização* no sentido de "tornar realidade", assim, *auto*atualizar-se é concretizar-se. É conhecer a si mesmo e expressar sua singularidade no mundo com tanta habilidade e facilidade que, como a água, ela fluirá de você com naturalidade. Pense em como a água é água – ela não tenta ser outra coisa. Ser como a água é comprometer-se com um processo de descoberta e, depois, com a incorporação do nosso eu mais real e verdadeiro.

Parece fácil, não é? Sim, mas, ao começar a trilhar o caminho da descoberta e do autoconhecimento, pode perceber o quanto não tem sido verdadeiro consigo mesmo, talvez nem mesmo com as pessoas ao redor. E de repente pode pensar: "Ah, isso está muito difícil! Não gosto disso", mas, como tudo na vida, não vai conseguir ser Bruce Lee assistindo a apenas uma aula de *kung fu*. Ninguém se torna concertista de piano em uma lição, e você não conseguirá expressar o melhor de si sem um inventário pessoal e uma boa dose de integridade. É trabalhoso fazer seu interior combinar com seu exterior.

Ao nascermos, somos naturalmente abertos, sensíveis, responsivos, pequeninos seres carregados de energia, mas, quando nos ensinam a navegar pelo mundo, começamos a *tentar* ser de um ou de outro jeito, e nossa essência pode ser sufocada pela influência de muitas outras pessoas e do que elas acreditam que seja o melhor para nós. Parte dessa programação é o processo normal e natural de crescimento e aprendizado do mundo, enxergar que há regras para sobreviver e aprender como segui-las. Precisamos saber como nos proteger, como conseguir o que queremos e como nos sustentar. Mas, nesse processo, também nos separamos do nosso eu essencial pela influência externa. Conforme aprendemos a nos adaptar, nos esquecemos de como defender nossa singularidade. Podemos nos esquecer também de como agir naturalmente e de como dar voz e expressão à nossa alma. Por isso precisamos nos manter conscientes e vigilantes enquanto nos desenvolvemos, e temos de praticar a volta ao eu até finalmente recuperarmos conscientemente aquilo que sempre tivemos: nossa natureza livre, expressiva e essencial.

A água não tem esse problema. Uma onda não precisa se lembrar de como se desenrolar na praia. Um rio não tem de refletir sobre como escavar um desfiladeiro em uma montanha. Um lago não pratica para dar vida a peixes e plantas. Em seu modo simples de ser, a água pode ser o guia para o percurso até nosso eu original. E um dia, se nos autoatualizarmos, vamos alcançar (e recuperar) a liberdade simples e natural.

Seja inteiro

Yin-yang era um princípio muito importante para o meu pai. Ele o usou no símbolo que criou para sua arte marcial. Ele era muito versado nessa filosofia. Livros, movimentos e escolas se desenvolveram em torno da compreensão e incorporação de *yin-yang*, e falaremos mais sobre isso à medida que avançarmos, mas, por ora, vamos começar com o entendimento básico do símbolo como interpretação da totalidade.

No mundo ocidental, a tendência é considerar *yin* e *yang* como opostos: calor e frio, jovem e velho, alto e baixo, mas, no mundo oriental, *yin-yang* (observe que tirei o "e" que separava os dois) são considerados complementos um do outro, não opostos. Na verdade, eles trabalham juntos para representar a totalidade da experiência. Se refletir sobre isso, quente e frio não passam de extremidades presentes na temperatura. Sem o calor, não há frio, e vice-versa. Além disso, sem ambos, não existe o prazer do calor e do frio moderados.

Ocorre a mesma coisa com a água. Ela é gentil, mas poderosa. Maleável, mas forte. Corrente, embora profunda. E assim também é a vida, que pode ser linda e horrorosa, emocionante e aterradora. E, mais uma vez, esses são os extremos da experiência. Se resistirmos à metade dessa vivência, poderemos nunca atingir o ápice da sua gratificação ou a satisfação do equilíbrio. No entanto, quando atingimos o equilíbrio na interação desses extremos, encontramos a paz e a harmonia. Achamos a tranquilidade. Então vamos à procura da experiência total dessa coisa a que chamamos nossa vida. Vamos observar o ecossistema inteiro do nosso ser e da nossa humanidade e nos lembrar de que, como a água, podemos fluir de maneira rápida ou vagarosa. Podemos treinar arduamente nos mantendo gentis conosco durante o processo. A jornada da corrente em direção à autoatualização e à totalidade não é uma empreitada leve. Ela vai exigir toda a sua atenção, mas, à medida que evolui, vai começar a ver e, ainda mais importante, experimentar a integração fluida entre os elementos que o constituem. Como meu pai escreveu em um ensaio filosófico:

Os chineses conceberam o universo todo como se fosse ativado por dois princípios, o *Yang* e o *Yin*, o positivo e o negativo. E consideraram que nada que existe, seja animado, seja inanimado, acontece exceto pela integração ininterrupta dessas duas forças. *Yang* e *Yin*, Matéria e Energia, Paraíso e Terra foram concebidos como essencialmente Unos, ou como dois polos coexistentes de um todo indivisível. É a filosofia da unidade essencial do universo e ciclos eternos, da nivelação de todas as diferenças, a relatividade dos padrões e o retorno de tudo à inteligência divina, a fonte de todas as coisas.

Agora que enfiamos o pé no vasto lago do universo, vamos um pouco mais fundo. Coragem – a água está boa...

2

A xícara vazia

A utilidade da xícara está na sua vacuidade.

Esvazie a mente

Meu pai começou um artigo escrito em 1971 sobre a arte do *jeet kune do* com uma parábola *zen* a fim de preparar o leitor para manter a mente aberta, já que o que ele estava para dizer era extremamente não ortodoxo para as artes marciais da época. Ele escreveu:

> Um homem culto dirigiu-se a um mestre *zen* para lhe perguntar sobre o *zen*. Enquanto o mestre falava, o homem culto o interrompia frequentemente com observações como, "Ah sim, nós temos isso também", e assim por diante. Finalmente, o mestre parou de falar e começou a

servir chá para o homem culto; só que, como continuava despejando, a xícara transbordou. "Chega! Não cabe mais nada na xícara!", o homem exclamou. "É verdade", respondeu o mestre *zen*. "Se você não esvaziar primeiro a xícara, como vai conseguir experimentar meu chá?"

O homem "culto" não consegue assimilar nada do que o mestre *zen* está dizendo porque ele está simultaneamente comparando e criticando as informações dadas com as suas. Em outras palavras, ele não está prestando atenção. Sua mente (sua xícara) está cheia demais com seus pontos de vista (avaliando tudo o que o mestre tem a dizer) para deixar qualquer coisa entrar. Ao fazer a xícara transbordar, o mestre mostra ao homem como ele deve abandonar aquilo que acha que sabe – precisa esvaziar a xícara – a fim de realmente ouvir e assimilar novas informações.

A citação "Seja como a água" começa com o lembrete, "Esvazie a mente". Essa primeira exigência talvez seja a mais importante em nosso processo porque nos prepara para tudo o que vem a seguir. Meu pai acreditava que esse ato – de deixar para trás o fardo de opiniões e conclusões preconcebidas – tinha em si um poder libertador. Na verdade, mesmo que esse seja o único passo que você trabalhe por um tempo, já vai expandir sua vida consideravelmente.

Encontre a neutralidade

Vacuidade, nessas primeiras discussões, aborda a abertura e neutralidade da mente. Quando ela está lotada de pensamentos e informações sobre todas as coisas que aprendeu, e como se sente em relação a elas, não sobra espaço para muito mais. Você desistiu de ter acesso a novas possibilidades e pontos de vista; limitou-se. Para absorver novas informações, precisamos antes abrir caminhos para deixá-las entrar.

Esvaziar a mente não significa esquecer tudo o que já aprendeu ou desistir de tudo aquilo em que acredita. Quer dizer que deveria tentar entrar em cada conversa, interação e experiência com disposição para considerar algo novo sem o peso do seu julgamento no processo. Precisa deixar de lado, apenas por um instante, tudo o que pensa que sabe e acredita, para viver completamente a experiência que está diante de você no momento presente. Abra espaço para a possibilidade de que talvez não saiba ainda tudo a respeito do que acredita ser verdade – que aquilo em que acredita é, de fato, um trabalho em andamento, capaz de mudar e evoluir à medida que você aprende e amadurece.

Sob essas condições, é possível descobrir algo que você nunca pensou que fosse possível. Tome a profissão de médico como exemplo: se nunca tivéssemos considerado que poderia haver novas informações ou ideias, ainda acreditaríamos que o cigarro faz bem à saúde e que a poliomielite não poderia ser evitada. Então, esta é uma ideia a ser levada a sério: a mente deve permanecer aberta e livre de preferências, crenças e julgamentos prévios a fim de estar pronta para receber. Você pode vir ou não a descobrir uma vacina nova, mas, se não estiver receptivo à possibilidade do que existe para ser descoberto, nunca expandirá seu conhecimento, e seu crescimento como pessoa será atrofiado e lento.

A sugestão do meu pai é que preferências predeterminadas e não questionadas são a pior doença da mente. "Permaneça no ponto neutro entre negativo e positivo", ele escreveu, "sem dirigir a mente para nada. A vacuidade é o que fica bem no meio entre isto e aquilo. Nunca seja a favor ou contra. A luta entre 'a favor' ou 'contra' é a pior doença da mente. Não goste ou desgoste, e tudo ficará mais claro."

Reflita em quanta influência suas preferências e crenças têm em cada minuto. Ao longo do dia, somos especialistas em coletar evidências – são tantas que deveríamos ter nossa própria série televisiva de medicina forense. Em função das nossas crenças e preferências, andamos por aí a fim de recolher evidências das nossas experiências para sustentar nossas crenças. Se entrar em uma festa apreensiva, eu subconscientemente passarei a procurar por evidências dessa ameaça para provar que estou certa. E pode ser verdade que haja coisas ameaçadoras nela, mas, como estou em alerta máximo para tudo que despertar apreensão, vou encontrá-las e *não* enxergarei nada que possa ser divertido. Tentamos sempre provar que estamos certos. E, quando temos necessidade de estar certos, só aceitaremos aquilo que evidencie nosso ponto de vista.

E o que acontece quando não conseguimos achar essa evidência? Quando o caso não está se alinhando tão bem? Se a experiência for agradável quando esperávamos que fosse outra coisa (como aquela festa que acabou não sendo tão ruim), então a dispensamos como uma anomalia prazerosa ou sentimos apenas que tivemos sorte. Mas, quando a experiência que achávamos que seria ótima acaba não sendo tão agradável, o mundo repentinamente parece incompreensível. Imaginemos uma festa que acreditávamos que seria divertida e acaba sendo um pesadelo. É doloroso, e decidimos que não iremos mais a nenhuma festa desse tipo. O interessante é que, quando acontece um fato negativo em relação à nossa expectativa, em vez de pensarmos que possa haver algo que deva ser levado em consideração ou alguma responsabilidade pessoal que deveríamos assumir, a maioria decide que é vítima de algo mais sinistro do que tinha previsto – uma conspiração universal para arruinar nossa vida. Mas... e se for àquela festa sem expectativas? Sem apreensão nem esperando ter a melhor noite da sua vida? Então a festa será o que tiver de ser. Mais tarde vai conseguir avaliar em quais momentos se divertiu e em quais se aborreceu. Você vivenciará cada segundo da festa. Sem estresse. Toda a sua atenção estará nela sem ter de verificar a cada instante se está ou não se divertindo. Neutro. Presente. Vazio.

Claro, quando se trata de eventos aos quais podemos querer ou não ir, os riscos são menores. Mas o que acontece quando envolve tópicos com uma carga maior de seriedade? Ou quando é preciso fazer escolhas difíceis? Ou decidir entre pessoas que podem ser boas para nós *versus* más influências? Se nunca estivermos a favor ou contra alguma coisa, como vamos tomar decisões?

Consciência sem opções

Você se lembra da posição de guarda? Nossa postura equilibrada e a postos diante de qualquer situação? Vamos imaginar que a versão mental da postura aberta diante da vida deve ser a posição de neutralidade. O que estamos tentando cultivar é o que meu pai chamava de habilidade para simplesmente ver, o que significa tentar, tanto quanto possível, não projetar as próprias preferências ou opiniões sobre algo no processo de experimentação, para que aquilo que encontrar seja a "verdade" ou a realidade das coisas como elas são em sua totalidade objetiva. Em vez de classificar tudo como bom ou ruim, certo ou errado, enquanto está acontecendo, torne-se um organismo sensorial completo para enxergar e ir ao encontro da experiência com todo o seu ser. Se você se concentrar muito na mente e em análises e ideias preconcebidas, vai manter parte de si mesmo separada da totalidade da experiência. Mas, se conseguir dar um tempo para sentir tudo, talvez experimente uma versão nova ou mais rica de algo que você já sabia.

É para ver as coisas como elas são e não ficar preso a qualquer coisa. Limpe toda a sujeira que seu ser acumulou e revele a realidade em sua essência, em sua nudez. Livre-se do peso das conclusões preconcebidas e se "abra" para tudo e para todos. Seja um observador tranquilo do que está acontecendo ao redor. Olhe simplesmente, e diante desse olhar a revelação é total, não parcial.

Esse é o processo ao qual meu pai chamava de "consciência sem opções". Ele adotou essa expressão de Krishnamurti, um dos seus filósofos favoritos. A ideia é ter e manter a consciência de tudo o que está acontecendo ao redor e dentro de você sem julgar, sem fazer escolhas ou criar uma história. Enxergar o que é apenas por aquilo que é. Experimentar completamente para ter uma experiência total em vez de parcial (portanto limitada).

Pense em uma situação em que vê uma pessoa que o aborrece se aproximando para falar com você. Como aquela pessoa o aborrece, você se prepara para ficar aborrecido antes mesmo de ela abrir a boca. E se deixasse de lado seu julgamento e se abrisse para a experiência? Talvez, se tivesse a capacidade de recuar e observar a pessoa sem julgá-la, você pudesse identificar o que é que o aborrece tanto, e quem sabe poderia ir mais além e perceber *por que* aquilo aborrece *você*. E, o que é mais importante, pode até descobrir algo sobre si mesmo no processo.

Há alguma percepção que você precisa desenvolver dentro de si para se sentir bem ou seguro ou conectado na presença dessa pessoa? Consegue ter compaixão por ela e vê-la como alguém que batalha na vida como você? É capaz de enxergar como ela foi levada por uma série de circunstâncias a desenvolver essa forma de interação como método de enfrentamento? Muitas informações podem ser acessadas caso você pare de gostar e desgostar e passe a observar.

Outra parte da equação da consciência sem opções é o que meu pai chamava de "ausência de pensamento", o que significa não se deixar levar pelos pensamentos no processo de pensá-los. Em outras palavras, não fique preso a um pensamento em particular, girando em torno dele obsessivamente em detrimento de todas as outras sensações que passam por sua percepção no momento. Assim, quando a pessoa que o aborrece faz aquela coisa aborrecida, não fique preso a isso. "Está vendo? É aquela coisa chata de novo. Ah, meu Deus, por que ele faz isso o tempo todo? Será que não percebe como isso é aborrecido? Como ele não consegue perceber o quanto isso é chato? Que idiota!" Quando isso acontece, você não está mais presente, está preso em uma caixa de aborrecimento sem escapatória e não está mais enxergando, e, certamente, não está vivenciando uma consciência não crítica da situação. E adivinhe: também não está em um bom momento.

O que não significa que você precisa perder tempo em situações aborrecidas com pessoas chatas e aprender a gostar disso. Isso quer dizer apenas que tem a oportunidade de viver uma experiência diferente mudando sua perspectiva, e, sobretudo, que pode usar a informação que recebeu sobre si mesmo para se conhecer melhor e compreender quais são suas predisposições ou o que provoca certas reações em você. Pode perceber quais os comportamentos que precisa mudar e que partes suas precisam ser curadas. Em outras palavras, é possível transformar aquela energia negativa em energia para si mesmo em vez de desperdiçá-la em alguém ou outra coisa. Como disse meu pai:

> Preciso deixar de lado minha vontade de impor, dirigir, sufocar o mundo fora e dentro de mim para ficar completamente aberto, responsivo, consciente, vivo. Isso é comumente conhecido como "esvaziar-se", o que não significa algo negativo, mas, sim, abertura para receber.

Nessa condição, podemos tomar decisões necessárias enquanto compreendemos nosso eu e o que verdadeiramente está alinhado com a nossa alma. Teremos também mais compaixão e aceitação em relação a isso. A partir daí abrem-se muitas possibilidades.

Nem certo nem errado

Somos julgadores natos. Precisamos admitir isso. Talvez hoje você esteja tentando não julgar tudo e todos, e, se for assim, já é alguma coisa. Mas ainda se pega tendo esse comportamento algumas vezes, não é? Eu também. No entanto, quanto mais exerço a prática de não julgar, mais consigo manter essa atitude e seguir navegando por este mundo com mais liberdade e paz.

O que significa ser um julgador? Quer dizer atribuir um valor de certo ou errado, bom ou mau, gosto ou não gosto a alguma coisa ou pessoa. Como isso impede nosso avanço? Em primeiro lugar, devemos fazer a distinção entre julgamento e discernimento.

"Julgamento", no sentido mais tradicional, significa uma conclusão ou decisão, seja por um tribunal, seja por um juiz. A forma mais antiga de julgamento está na Bíblia e se refere a um dilúvio ou a uma praga enviada por Deus para punir o povo. Pesado, não é? Já "discernimento" é menos conclusão e mais processo: é a capacidade de ter percepções válidas sobre algo. Uma definição espiritual até descreve discernimento como "percepção na ausência de julgamento com intenção de obter direcionamento espiritual e entendimento" (fonte desconhecida).

Quando precisamos tomar decisões, existem, evidentemente, considerações que devem ser levadas em conta – mas a abordagem é que faz toda a diferença. Quando julgamos, estamos assumindo uma postura rígida; quando discernimos, estamos olhando para poder entender. O julgamento impede nosso avanço porque limita nossa análise de outras opções e também nos joga uns contra os outros, pois, se algo ou alguém está certo, então algo ou alguém está errado. O discernimento, porém, é a escolha feita com base em todas as informações possíveis sem culpar ninguém.

Às vezes, é difícil enxergar imediatamente a diferença entre julgamento e discernimento, mas pratique perguntando a si mesmo: "Neste momento, estou julgando? Ou estou acolhendo a informação com o objetivo de entender o que realmente está acontecendo e como estou me sentindo a respeito?" À medida que se tornar mais consciente, será capaz de perceber a diferença entre os dois. O julgamento pode parecer uma linha rigorosa passando por você ou um escudo que mantém as coisas afastadas. O discernimento pode assemelhar-se mais com a água atravessando uma peneira enquanto garimpa ouro – existe porosidade, fluidez, como se filtrasse a informação.

Um dos meus livros favoritos é *Os quatro compromissos*, de Don Miguel Ruiz, um texto curto e belo com grande impacto prático. Trata-se especificamente de abandonar suas presunções e não levar as coisas para o lado pessoal. O que você precisa fazer para alcançar essas duas propostas? Como Ruiz sugere no título do livro, é preciso fazer alguns acordos consigo mesmo ao se posicionar diante do mundo. E, como meu pai sugere, o ideal é parar de classificar tudo e todos como certos ou errados:

> Não condene; não justifique. Para entender realmente, deve haver um estado de consciência sem opções, em que não exista nenhum tipo de comparação ou condenação, sem esperar o desenrolar futuro daquilo de que estamos falando a fim de concordar ou discordar. A consciência só funciona se for permitida a interação livre de interferência. Acima de tudo, não comece por uma conclusão.

Quando fica "esperando por um desenrolar futuro a fim de concordar ou discordar", você está esperando para julgar com base em uma presunção ou crença pessoal que já tem e que procura defender. Está procurando a prova do julgamento que mantém. Você se lembra do homem diante do mestre *zen*? Sua xícara está muito cheia. Sua consciência vem sendo espremida dentro da estrutura de enquadramento de comparação ou condenação. Seu discernimento não está fluido; em vez disso, você está esperando pelo momento de atacar com seu julgamento. Esperando para atacar – isso parece bom? Ou estressante? Como se fosse um goleiro tenso, esperando para defender um pênalti o tempo todo?

No seu livro *Um mundo novo,* Eckhart Tolle diz: "A causa primária da infelicidade nunca está na situação, mas no que pensa sobre ela. Tome cuidado com os pensamentos que está tendo. Separe-os da situação, que é sempre neutra, ela sempre é o que é".

Nessa mesma linha, meu pai sugere que o que pesa mais é a nossa reação a situações difíceis, não a situação em si.

Acredite, em todas as grandes coisas ou realizações sempre há obstáculos, grandes ou pequenos, e a reação a eles é o que conta, não os obstáculos em si. Aprendi que ser desafiado significa uma coisa, que é a sua reação a isso.

Vamos voltar à luta como o melhor exemplo. Você chega arrogante e certo de que vai vencer. A confiança até alimenta alguns lances bem interessantes da sua parte por um minuto, porém você é golpeado no rosto. Talvez fique chateado. Sua confiança fica um pouco abalada. Contudo, sente alguma coisa, e, portanto, em vez de deixar o sentimento passar e permanecer presente diante da situação, acaba permitindo que ele o tome por inteiro. Agora, está bravo ou preocupado, reagindo de acordo com seu estado. Talvez, em sua raiva, exagere a ginga, ou hesite nos golpes levado pelo medo. Se o oponente estiver atento, vai perceber que o tem sob controle e saber o caminho a seguir. Ele desfere um chute na coxa porque você está distraído e ausente. Xi! Isso não está indo como tinha imaginado, e então começa a cometer erros porque está desligado e se enrolando em sua ansiedade. A realidade não está batendo com o plano que tinha concebido. O oponente acerta mais um murro pesado, e as luzes se apagam.

Você chegou à luta com uma conclusão inevitável – vou vencer; sou melhor do que ele. Quando recebeu um golpe, ficou abalado e deixou de estar presente na situação. Sua mente ficou presa e não conseguia ir adiante. Então o medo o atacou, e o treinamento, seus recursos, tudo ficou inútil porque você não estava mais lá para usá-los. Ficou preso ao que "deveria estar acontecendo" e, quando isso não aconteceu, acabou se perdendo.

Mas não se culpe quando isso ocorrer. As pessoas se atrapalham; acontece. O objetivo é tentar não se perder mais, portanto é preciso pôr os pés no chão outra vez. Afinal, não existe certo ou errado, apenas o que está acontecendo e sua resposta a isso. Pare de tentar vir com uma solução mágica para tudo. Não existe mapa preconcebido e sem falhas para a vida. Em nossas grandes noções e ideias, há somente o aqui e agora.

O que é

Mencionamos a presença no capítulo um, e faremos isso repetidamente aqui porque é um conceito muito importante. Livros inteiros já foram escritos em torno desse assunto. Movimentos como *mindfulness* referem-se a estar presente, e a postura da xícara vazia – neutra, mas móvel – começa também com a presença.

Se a ideia de *mindfulness*, ou estar presente, é nova para você, vou tentar fazer uma abordagem simples para nossos objetivos imediatos. Estar presente é estar plenamente consciente e em contato com o que está acontecendo *agora*. Não deixar a mente, por exemplo, mergulhar no passado para comparar o que está fazendo neste momento a algo semelhante feito no ano anterior. E não dar um salto para o futuro e pensar no que vai fazer à tarde ou na semana que vem, ou em como o que está vivendo vai beneficiá-lo depois. A prática de *mindfulness* é focar a consciência no momento presente e vivê-lo integralmente.

Como somos humanos, e principalmente como não exercitamos a arte de estar presente, os pensamentos vão pipocar para nos distrair. E esses pensamentos podem levar a sentimentos e vice-versa. E podem gerar mais pensamentos sobre sentimentos. É normal. Na verdade, pode nunca ter lhe ocorrido que fosse possível outra maneira de ser. Para não tentar derrubar pensamentos e sentimentos, o que dá mais poder a eles, queremos apenas percebê-los, permitir que surjam e deixá-los ir embora enquanto permanecemos no momento presente.

A xícara vazia é a ideia de abandonar o passado e o futuro em favor do presente. Quando aceitamos tranquilamente sentimentos, pensamentos e sensações físicas no momento em que participamos do que está acontecendo, estamos em contato com o que meu pai chamava de "o que é". Estamos com toda a atenção no que está se desenrolando agora. E queremos esvaziar a xícara continuamente conforme ela é preenchida porque tudo está sempre mudando. Assim, se nos mantivermos no momento presente, a xícara se encherá e esvaziará automaticamente à medida que prosseguimos na experiência – cada momento novo é substituído por um novo momento. Essa é uma tarefa que parece difícil, e é. Para a maioria, é quase impossível estar completamente presente em todos os momentos, portanto não entre em pânico. Nem mesmo budistas ou iogues permanecem assim o tempo todo. É uma prática e, como tal, necessita ser exercitada. Seu objetivo é ser capaz de trazer você de volta sempre que possível, especialmente em situações muito difíceis, de tal modo que a presença seja a ocorrência mais frequente nas experiências, não uma anomalia.

Meu pai nem sempre conseguia manter a consciência e a calma, mas reconhecia seus benefícios. Na verdade, ele era um homem passional, agitado, empenhado, que podia se mostrar genioso. Quando as coisas não saíam bem ou ele não tinha abordado a situação com extrema consciência, o que acontecia? Ele se aborrecia! O que é uma reação humana normal. Então, depois de repassar tudo o que tinha sentido, ele ficava calmo por um tempo. Essa calmaria tinha um objetivo, que gosto de pensar como o momento de "esvaziar a xícara". Ele acalmava a mente até chegar a um estado neutro, a fim de enxergar o quadro completo antes de seguir adiante novamente, como os pequenos turbilhões e rodamoinhos da correnteza que se formam e giram antes que o fluxo da água retome seu caminho mais uma vez.

Kung fu mental

Como chegar à neutralidade? Meu pai era fanático por exercícios, como é possível perceber pelo seu físico, e uma parte importante da rotina de práticas era exercitar não só o corpo, mas também a mente. Embora a tendência seja pensar em amorfos cálculos e reflexões mentais como algo separado do corpo físico, pesquisas científicas continuam a fornecer provas convincentes da conexão mente-corpo e da ligação entre pensamentos e emoções com a saúde física. Muitas pesquisas têm sido feitas em torno da conexão intestino-cérebro, e até mesmo um campo inteiro de estudo chamado de psiconeuroimunologia, que examina a ligação entre estresse e o sistema imunológico – mas vamos fazer uma abordagem mais geral que abranja todos nós.

Um modo simples de entender a conexão mente-corpo é observar que, quando temos pensamentos negativos, nos sentimos mal; sentimos peso, cansaço e agitação, o coração pode disparar; podemos ter dificuldade para dormir ou para sair da cama pela manhã, ou apenas ficamos tristes. Em outras palavras, nosso corpo responde. Da mesma forma, quando estamos alegres, temos mais energia; nos sentimos bem! Fazemos mais coisas; damos risada. Existe uma correlação clara e, portanto, devemos considerar o benefício de condicionar a mente com o mesmo entendimento que temos em relação a condicionar nosso corpo.

Na verdade, nossa mente já está condicionada – pelo que lemos, pela nossa criação, a que cultura pertencemos, com quem saímos, o que estudamos etc. Mas podemos não ter consciência do condicionamento pelo qual passamos e não compreender que temos alguma parte a desempenhar nesse condicionamento. Que tal entendermos que temos algum controle e que é possível, de fato, dirigirmos e recondicionarmos a mente para novas possibilidades em vez de permanecermos ignorando seu funcionamento? E se pudéssemos trabalhar em colaboração com nossa mente em vez de ficarmos à mercê dos pensamentos? E se o negativo pudesse ser convertido em positivo? O medo transformado em entusiasmo? Os erros se transformassem no caminho para nossos sonhos? Meu pai canalizava tanta energia no condicionamento da mente quanto no treinamento do corpo. O que não significa que ele ficasse preso a cálculos, palavras cruzadas ou *sudoku*. Em vez disso, ele direcionava intencionalmente os pensamentos, o intelecto e a imaginação para seus sonhos, para a vida que ele imaginava, para os objetivos que queria alcançar, para a positividade e para compreender melhor a si mesmo. Ele condicionava conjuntamente o consciente e o subconsciente e deliberadamente alongava os músculos mentais para poder mudar sua atitude, ser mais flexível e expandir a percepção na direção dos seus objetivos.

Ele tinha muitas ferramentas à disposição, que mencionaremos ao longo do livro, mas seu condicionamento mental (ou recondicionamento) começa pela preparação da mente para ficar aberta e receptiva – removendo todo o entulho e ruído mental, desligando o diálogo interior e firmando o pé no presente, com os julgamentos suspensos e os sensores ligados.

O recondicionamento mental pode soar desanimador ou pode parecer fácil, mas não é nem uma coisa nem outra. Como tudo, exige prática até se transformar em hábito e, finalmente, se tornar uma segunda natureza. Como começar?

Primeiro, precisamos aceitar a ideia de que é possível exercitar nossa liderança mental. Precisamos aceitar que somos capazes de comandar e cultivar nossas mentes.

Se estiver lutando com essa ideia, deixe-me lembrá-lo de que você aprendeu muitas coisas por meio de repetição e reforço. Isso se parece com aprender tabuada de multiplicação; e você provavelmente aprendeu a não interromper os outros quando eles estão falando por ter sido lembrado disso constantemente por seus pais. As pessoas são ensinadas ou ensinam a si mesmas muitas coisas, como falar outra língua ou seguir uma receita.

Ainda assim a maioria sente que não tem controle sobre os pensamentos e sentimentos, e consequentemente sobre as atitudes. Talvez nunca tenhamos parado para pensar que estejamos abdicando do controle e da responsabilidade ao mesmo tempo. Então venha comigo e vamos descobrir que temos poder sobre nosso condicionamento mental se quisermos. Esse é o primeiro grande passo na jornada para encontrar e maximizar nosso potencial humano, e ele começa com este passo pequeno: No que está pensando neste exato minuto?

Mente presa

Você percebe seus pensamentos? Tem consciência do que pensa? Consegue escutar seu diálogo interior com facilidade? Pare um pouco e ouça a si mesmo pensando. Observe como o diálogo pode se modificar e mudar de direção com muita facilidade, especialmente quando você presta atenção a ele. Perceba o quanto alguns pensamentos são muito práticos e carregam uma solução, como: "Preciso pegar a roupa na lavanderia", enquanto alguns deles são críticos em relação a você ou a outras pessoas, como: "Que idiota, esqueci de pagar a conta do gás". Alguns são agradáveis e bons – "Fico muito elegante com esta roupa" – e alguns são apenas esquisitos: "Fico imaginando como é congelar até a morte". Prestar atenção ao diálogo da sua mente é o primeiro passo para ter consciência do que está na sua xícara.

Conforme pratica a escuta dos seus pensamentos, tente perceber onde sua mente fica presa. Quais são os mais recorrentes? Que ideias começam a soar como disco quebrado? Você repete muitas vezes a si mesmo que é idiota? Costuma olhar o que as pessoas estão vestindo, ou qual sua aparência, e se compara a elas? Vê as pessoas criando obras de arte e deseja criar a sua própria? Gostaria de fazer outra coisa, ou de estar em um ponto diferente da sua vida, mas não sabe o que ou onde?

Houve períodos em que fiquei presa a todo tipo de comparação e negatividade. Se alguma amiga estivesse apaixonada e vivendo um lindo relacionamento enquanto eu estava sozinha, meus pensamentos passavam da inveja à autopiedade até chegar à desesperança de algum dia ser amada. Em vez de ficar feliz pela minha amiga, ficando aberta para encontrar o amor e me sentir bem, minha mente se prendia à pergunta de por que eu não estava em um relacionamento, como se eu pensando pudesse chegar a um relacionamento caso conseguisse imaginá-lo (seja lá o que for).

Meu pai chamava isso de "mente agarrada" ou "mente presa". Nas artes marciais, refere-se a uma situação do enfrentamento em que você fica preso tentando aplicar alguma estratégia que possui e que não está relacionada ao que realmente está acontecendo naquele momento. Está envolvido demais com seu treinamento, com seu plano de luta ou com emoções e para de reagir ao que está se desenrolando naquela hora. Em outras palavras, você ficou preso em seu próprio caminho. Parece familiar?

Eu estava assistindo a uma luta de UFC e, enquanto eles transmitiam aquelas curtas entrevistas com cada lutador, um deles começou a falar sobre seu plano de luta e como faria tal coisa primeiro e depois isso e aquilo, até vencer utilizando sua tática. Ele estava sendo muito específico em suas explicações. Falei para mim mesma: "Este cara vai perder". E perdeu. Ele perdeu porque ficou preso à luta que desejava ter pela frente no lugar da luta real. Quando a luta se desviou do seu plano, ele não teve fluidez, presença, maturidade e habilidade para responder apropriadamente e mudar de curso para alterar o resultado. Sua mente estava presa no que havia predeterminado e esperava que acontecesse, e ele foi incapaz de perceber e reagir ao que realmente estava acontecendo. Ele não estava presente. Sua xícara estava cheia demais.

Tenha uma mente que não possua moradia, mas que siga fluindo incessantemente, e ignore as limitações e diferenças. Não lute para localizar a mente em algum lugar determinado, deixe que ela ocupe todo o seu ser. Não deixe a mente ser agarrada ou ficar presa. Não olhe para "o que é" partindo da posição de pensar o que deveria ser. Não se trata de não ter emoções ou sentimentos, mas de ser aquele em que o sentimento não está preso nem bloqueado.

Vale a pena repetir: "Não se trata de não ter emoções ou sentimentos, mas de ser aquele em que o sentimento não está preso nem bloqueado". Não significa negar, enterrar ou dar a volta em seus sentimentos ou nos pensamentos sobre esses sentimentos. Trata-se de senti-los, conhecê-los e trabalhar com eles – para entender o que estão tentando lhe dizer sobre você, sobre a situação –, a fim de deixar que lhe mostrem onde há mais trabalho a ser feito sem deixar que o sufoquem, tirem seu equilíbrio ou o prendam. Eles têm informações para você. Aceite-as, agradeça e siga em frente.

Meditação como ferramenta

Meu pai começou a meditar na adolescência e continuou, de uma forma ou de outra, pelo resto da vida. A meditação é uma grande ferramenta a fim de criar o espaço necessário de tranquilidade à mente para ter perspectiva e esvaziar a xícara. Conheço muitas pessoas que meditam regularmente, e conheço outras tantas que não conseguem. A verdade é que todos meditam de alguma forma – pode ser que você apenas não perceba que já sabe como fazer isso. De vez em quando, para meditar, meu pai se sentava com as pernas cruzadas, os olhos fechados, as mãos repousando no colo, mas também praticava outros tipos de meditação. Antes de chegarmos aí, vamos falar de como ela pode ser útil.

Para nossos objetivos imediatos, a meditação deve ser entendida como um método para soltar a mente e deixá-la flutuar um pouco. É uma prática voltada para criar espaço – libertando-o de todas as motivações e ajudando-o a entrar

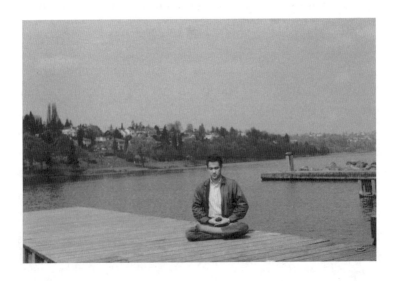

em contato com sua natureza relaxada e serena. Pode pensar nisso como o sentimento que tem quando sonha de dia. Você está acordado, mas sua mente está livre de amarras e se move rapidamente de imagens para ideias e de ideias para pensamentos, através do vazio, sem se prender a nada – como se estivesse boiando em águas tranquilas e profundas vestindo um colete inflável. Não é necessário esforço para ficar boiando. Sente-se solto, livre. Sem "pensamentos" da forma como pensamos neles em atividade. Você não está pensando sobre o seu dia, a lista que deve fazer, a discussão que teve com seu sócio ou aonde precisa ir depois de ter feito a meditação. Você não está colhendo evidências. Está apenas deixando de pensar.

Especialmente no início, pensamentos persistentes prendem nossa atenção quando estamos tentando meditar. Uma das principais funções da mente é analisar, por isso é normal e natural ela voltar rapidamente à solução do problema e ao planejamento. Quando acontecer, não se castigue nem fique frustrado. Faz parte do processo e, na verdade, o simples fato de perceber esse mecanismo é um grande passo na direção certa. Significa que está tomando consciência! Então, apenas perceba quando isso acontece, dê um tapinha de consolo em suas costas, encha de ar seu colete inflável e leve o foco de volta ao ponto neutro.

Há muitas técnicas para criar o espaço de tranquilidade. Algumas pessoas usam a inspiração e a expiração, dirigindo a mente de volta para a inspiração quando começam a divagar ou criticar a experiência (o que acontece inevitavelmente). Outras usam mantras e visualizações. Na maioria das vezes, meu pai gostava de meditar de forma diferente. Ele preferia liberar a mente e deixá-la flutuar enquanto se movimentava, surpresa! Usava a corrida matutina como tempo de meditação. Algumas vezes ele dava voltas no nosso quintal enquanto meditava. Não interessa como vai fazer – se os olhos estão fechados ou abertos, se você está parado ou em movimento –, o que importa é o espaço de calma mental. Trata-se de se soltar e dar lugar para novas percepções. E pensar em como isso funciona para você é outro passo para entender a si mesmo e qual a melhor forma de esvaziar sua xícara.

Vamos considerar este tipo de meditação como uma ferramenta em potencial para praticar a arte de ser como a água. Meu pai tinha certeza de que meditar não era "lutar" para ficar imóvel e calmo. "Lutar" é o contrário de estar vazio. Quando jovem, ele escreveu sobre a dissonância cognitiva pela qual passamos muitas vezes na meditação:

"Devo relaxar." Mas então pensei em alguma coisa que contradiz minha vontade no momento exato em que pensei, "Devo relaxar". A exigência pelo esforço em *devo* era inconsistente com a falta de esforço em *relaxar*.

Na meditação, precisamos nos render, soltar, abandonar. Apenas abrir e incorporar espaço.

As práticas de *mindfulness* e de meditação são semelhantes na proposta de trazer você de volta ao agora. E ambas são técnicas excelentes para aprender a esvaziar a xícara. Se praticá-las diariamente, mesmo que seja por cinco minutos, ou enquanto está envolvido com alguma atividade que não exija que você pense (correr, colorir, andar, até lavar a louça), vai começar a desenvolver um senso de relaxamento energizado, e de repente haverá mais espaço na xícara para todo tipo de novas possibilidades. Como meu pai no barco quando era adolescente, você estará criando espaço para refletir, sentir e ser.

Um exercício rápido que gosto de fazer é pegar a primeira frase citada do "Seja como a água" do meu pai e usá-la como visualização guiada para acalmar a mente e abrir espaço. Imagino minha cabeça como um recipiente sagrado cheio de pensamentos e sentimentos do dia, e conforme digo ou penso "Esvazie-se; sinta-se sem forma como a água", imagino tudo isso escorrendo pelo meu corpo como uma queda-d'água suave. Deixo que as preocupações, as listas por fazer e o estresse escorram pelo meu corpo e desaguem na terra. Então me descontraio enquanto o recipiente da mente se enche de água limpa, clara, tranquila, ou de luz ou de qualquer coisa que pareça boa. Você pode também visualizar seu recipiente vazio como um convite para enchê-lo com algo que precise ver ou sentir naquele momento. O importante é não forçar uma visão ou um sentimento. Apenas deixe que surja. E, se não acontecer nada, encha-o com água límpida ou com luz e lave seu corpo novamente. Sinta-se nutrido e mais leve. Respire, relaxe e use esses minutos apenas para esvaziar-se. Esse exercício me faz pensar nas palavras do meu pai:

Quem será que consegue limpar águas barrentas? Se deixá-las paradas, elas ficarão limpas por si mesmas. Quem será que consegue manter um estado de repouso absoluto? Mantenha-se calmo, deixe o tempo passar, e o estado de repouso aos poucos se instalará.

A vacuidade é um processo

No Ocidente, pensamos no nada como um vazio, uma não existência. Na filosofia oriental e na física moderna, o nada é uma forma de processo, sempre em movimento.

Lembre-se de que esta incursão na vacuidade é um processo. Não dá para concluí-lo porque é um processo em andamento. Não tem fim. Assim que começar a perceber seu diálogo interior e exercitar o esvaziamento da mente de qualquer julgamento, o processo passará a fazer parte de você.

Haverá ocasiões em que se esquecerá totalmente desse exercício e voltará aos hábitos antigos, mas, quando isso acontecer, comece novamente. Não há necessidade de demonizar alguém por fazer alguma coisa "errada". Nossa missão é deixar de lado o modo binário de pensar que torna tudo certo ou errado. Somos capazes de perceber o que fizemos ou deixamos de fazer e como nos sentimos em relação a isso. Não precisa ser errado; apenas é. Como dizia meu pai:

Viver "o que é" é ficar em paz. "O que é" existe quando não se faz nenhuma comparação. Requer não apenas um instante de percepção, mas uma consciência contínua, um estado contínuo de inquirição em que não há conclusão. Apenas observação sem opções, e nela reside a maravilha. Há uma consciência sem qualquer exigência na qual não existe ansiedade, e nesse estado de espírito há percepção. E é a percepção que resolverá os problemas.

A percepção consegue resolver todos os problemas como ele diz? De muitas maneiras, sim. Ela pode não ser capaz de materializar instantaneamente o dinheiro de que precisamos para pagar o aluguel, mas vai nos deixar pensar sobre a situação de forma diferente e ver possibilidades onde antes não víamos nenhuma. Pode até nos ajudar a enfrentar os desafios com mais aceitação, calma e serenidade do que antes. Nessa mudança, há um grande potencial para tudo, da tolerância à paz de espírito até o surgimento de soluções reais.

Na maioria das situações, se conseguirmos perceber como enxergar algo sob uma nova luz, com um entendimento novo, se pudermos aprender algo que não sabíamos a nosso respeito ou sobre a situação, se deixarmos de lado julgamentos, expectativas e racionalizações, e se pudermos aprender a fluir com as circunstâncias e não resistir a elas, nossa xícara será enchida continuamente com novas possibilidades, respostas e ideias – porque haverá cada vez mais espaço. Poderemos então começar a transformar nossa vida.

3

O eterno estudante

*A vida é seu professor, e você vive em estado permanente
de aprendizagem.*

A bagunça clássica

Em 1964, meu pai tinha criado sua segunda escola de artes
marciais em Oakland, na Califórnia. Ele tinha se casado com
minha mãe, e eles esperavam seu primeiro filho, meu irmão,
Brandon. As escolas do meu pai, os Institutos Jun Fan Gung
Fu, em Seattle e agora em Oakland, estavam ensinando uma
forma ligeiramente modificada de *wing chun*, a arte marcial
que ele aprendera, ainda adolescente, em Hong Kong. Digo
"ligeiramente modificada" porque meu pai tinha começado a
analisar e experimentar mudanças na técnica – havia pequenas diferenças em relação às regras tradicionais, como uma
leve angulação do pé aqui, mais movimento de cintura lá,

mais velocidade no início do movimento em resposta ao oponente etc. Basicamente, porém, ele ainda estava ensinando *wing chun*.

No entanto, como era Bruce Lee e tinha 24 anos, também era um pouco narcisista. Ele estava contrariando tradições de uma forma que aborrecia a velha guarda de *kung fu* da comunidade de Chinatown, em São Francisco. Meu pai havia feito demonstrações no Sun Sing Theater em Chinatown e tinha comentado em alto e bom som sobre como muitas artes marciais chinesas estavam atoladas em movimentos desnecessários e desperdiçados, usando a expressão "bagunça clássica" repetidamente para depreciar outros estilos tradicionais de *kung fu*. Então, desafiou as pessoas a subirem no palco e ver se conseguiriam superar sua técnica.

Como se isso não bastasse para causar um abalo, ele também abriu suas escolas para pessoas de todas as raças e formações. Aos olhos do *establishment* do *kung fu*, as tradições precisavam ser conservadas e, embora às vezes não chineses frequentassem classes chinesas de *kung fu*, certamente não existia uma política de portas abertas para o público em geral. Bruce estava desrespeitando e "arruinando" os modelos antigos, o que para os tradicionalistas de Chinatown era inaceitável.

No final de 1964, a comunidade de Chinatown, em São Francisco, lançou um desafio a meu pai. Já tinham aguentado demais esse jovem atrevido e sua rebelião e fariam de tudo para silenciá-lo. Eles propuseram realizar uma luta na escola de Oakland. Se o lutador deles vencesse, Bruce Lee deixaria de ensinar; se meu pai ganhasse, poderia continuar sem restrições. É claro que meu pai aceitou o desafio. Estava decidido a não deixar que ninguém interferisse em sua vida daquela maneira, e acreditava firmemente que sairia vencedor. Ele tinha fé em sua habilidade, e de jeito nenhum deixaria de defender a si mesmo e às suas crenças, fosse qual fosse o resultado.

Parece algo saído de um filme, mas se tratava de vida real para minha família. Minha mãe, na ocasião grávida de muitos meses, estava presente no dia da luta, ao lado do grande amigo do meu pai e instrutor assistente James Lee (já falecido). O grupo que veio de Chinatown, que era numeroso, reuniu-se na escola do meu pai em novembro de 1964 para a luta. Eles apresentaram seu defensor, um lutador qualquer que escolheram por causa da destreza, mas que não estava envolvido diretamente na questão, e então começaram a determinar as regras. Sem dedo no olho, sem chute na virilha, sem isso nem aquilo... Foi aí que meu pai os interrompeu.

Não haveria regras.

Meu pai declarou que, se eles estavam realmente procurando ameaçar seu meio de vida e tentando pôr fim a uma parte essencial dele mesmo, então a luta teria que ser uma luta de verdade, sem restrições. A luta terminaria por nocaute ou submissão. Era o que tinha a dizer. Os sujeitos de Chinatown conferenciaram rapidamente e concordaram. Todos se afastaram para um lado do salão, e sem mais demora meu pai saiu gingando.

A luta em si não foi nada ortodoxa. Depois da troca inicial de golpes, o oponente passou a correr do meu pai, que tentava agarrá-lo e atacá-lo por trás. A técnica tradicional cedeu lugar à luta pela sobrevivência, e os golpes passaram a ser desajeitados e um tanto selvagens. A luta durou cerca de três minutos. O oponente do meu pai acabou de costas com meu pai sobre ele, o punho levantado, gritando em cantonês: "Você desiste?! Você desiste?!" Finalmente o homem se rendeu e respondeu: "Desisto".

Depois que todos saíram, meu pai se sentou na calçada do lado de fora da escola, com a cabeça entre as mãos como um homem derrotado, apesar de ter sido o vencedor. Minha mãe se aproximou dele e perguntou por que estava naquele estado. Deveria estar comemorando, não é verdade?

Sim, ele tinha vencido, mas havia surgido algo mais forte do que a satisfação de vencer. Até aquele momento, quando estava fazendo demonstrações da sua técnica, ele dizia algo como "Tente bater em mim". Ou "Tente bloquear meu soco". Mas esses incitamentos ficavam bem na zona de conforto da sua experiência, ou seja, já se sabia mais ou menos o que aconteceria nesses cenários; eles eram contidos. Mas aquela luta tinha sido diferente. Ele havia se testado de um jeito novo.

Primeiro, ele fora obrigado a caçar seu oponente pelo salão – o que não era comum em uma luta – e tinha ficado ofegante. Segundo, tinha sido forçado a atacar pelas costas alguém que estava correndo – o que também não era algo que se praticasse em artes marciais. E, por fim, eles tinham suprimido todas as posturas tradicionais, as regras e troca de golpes calculados, e, apesar de ter sido meu pai quem pedira isso, ele não estava preparado para o que acontecera.

A luta lhe mostrara coisas sobre si mesmo que ele não sabia, principalmente que não estava em boas condições físicas. Não me entenda mal; ele estava em boa forma, mas tinha conseguido isso somente por meio da prática de técnicas de artes marciais. Ele não tivera treinamentos multidisciplinares ou condicionamento físico completo. Depois da luta, ele também viu claramente que o treinamento de *wing chun* tradicional não o tinha preparado para uma circunstância na qual valesse tudo. Ele ainda tinha vencido. Mantivera a calma e aplicara golpes, mas eles tinham sido improvisados, parecendo aleatórios e fora de controle. Ele percebera quanta coisa ainda tinha para refletir e aprender.

Tal como se desenrolou, essa luta foi um momento decisivo em sua vida. Se não tivesse ficado suficientemente "vazio" para abrir espaço a uma verdadeira avaliação da situação, ele poderia ter falhado na percepção de tudo o que tinha para aprender. Teria feito um sinal de vitória para seu amigo James, abraçado minha mãe, saído para jantar em comemoração e contado aos amigos como tinha despachado os sujeitos de Chinatown. Mas, se tivesse sido assim, provavelmente você não conheceria o nome dele, e eu certamente não teria escrito este livro.

Em vez de festejar a vitória, meu pai usou as lições daquela luta para começar uma longa jornada pessoal. Passou a se interessar pelo que significava ser um lutador com condição física equilibrada, cheio de criatividade, livre de limitações e, o mais importante para nossos objetivos, o que significava tornar-se um ser humano fluido.

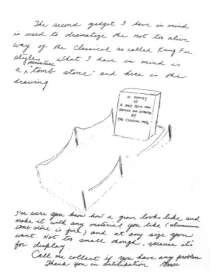
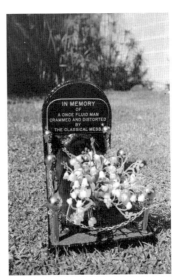

Pouco depois desse episódio, ele passou a levar em consideração as realidades físicas da luta e as possibilidades que se abriam quando alguém não ficava preso às tradições e regras de algum estilo em particular. Essa foi a grande revelação da sua carreira e o início da arte do *jeet kune do*. Como símbolo e prova da sua seriedade em relação à nova jornada, ele procurou um amigo serralheiro, George Lee, e lhe pediu para criar algo para ele.

Enviou a George o esboço de um túmulo em miniatura e pediu que escrevesse na lápide: "Em memória de um homem outrora fluido que foi abarrotado e deformado pela bagunça clássica". Essa lápide era um lembrete de que sua abordagem limitada, rígida e tradicional precisava "morrer" para ele ressurgir como seu ser fluido original. Era um lembrete para seguir adiante como água corrente.

Sem mestres

Todo homem deve procurar a própria realização. Ela não pode ser dada por nenhum mestre.

Meu pai nunca quis ser chamado de mestre. Ele disse: "Quando você diz que chegou ao topo, sua única opção é descer". Em vez disso, ele se considerava um eterno estudante – sempre aberto a novas ideias, possibilidades, direções e um novo crescimento.

Via seu processo como o descascar de uma cebola sem fim – sempre descobrindo novas camadas da alma e expondo novos níveis de entendimento:

Parece que minha vida é um autoexame: retirando minhas camadas, uma a uma, dia a dia. Quanto mais simples fico como ser humano, mais e mais busco a mim mesmo, cada vez mais as perguntas surgem, e passo a ver com mais clareza. Estou feliz porque cresço sempre e, honestamente, não sei onde fica meu limite definitivo. Com certeza, todo dia pode trazer uma revelação ou posso fazer uma descoberta.

São palavras de um homem que amava aprender. O entusiasmo concentrado na compreensão e no crescimento o iluminava e o provocava. Era o que o levava a explorar e criar, e era a característica da sua genialidade. Ele fez a ligação entre disciplinas e ideias onde outros nem estavam procurando, pois tinha a mente aberta e era um experimentador consumado.

Por exemplo, quando estava desenvolvendo a arte do *jeet kune do*, ele procurou inspiração e informação não só nas artes marciais; examinou o boxe ocidental, a esgrima, a biomecânica e a filosofia. Ele admirava a simplicidade do boxe, incorporando suas ideias em seu trabalho com os pés e os recursos da parte superior do corpo (direto, cruzado, gancho, movimentos rápidos etc.). Da esgrima, começou observando o trabalho com os pés, a amplitude e o momento certo de aparar o ataque e responder, técnicas que reúnem ataques e defesas com movimentos preventivos. Da biomecânica, estudou o movimento como um todo, procurando entender as eficiências e forças biológicas. Dentro da filosofia, pesquisou amplamente, lendo autores ocidentais e orientais, como Lao Tzu, Alan Watts e Krishnamurti, enquanto dava uma olhada em livros populares de autoajuda. Ele estava aberto a toda sorte de possibilidades – o único limite era sua própria imaginação e compreensão.

Acabei por desenvolver o gosto pela experimentação na minha vida. Desenvolvo pequenos testes e crio circunstâncias o tempo todo para verificar que percepções podem ser geradas pelos resultados. Fiz de tudo, em certo período aceitei todos os convites que me fizeram, entoei um cântico em particular durante um número determinado de dias, bebi água morna com limão manhãs seguidas. Participei de rituais e *workshops* que me atraíram, segui minha intuição fanaticamente por algum tempo e decidi conscientemente me comprometer em uma relação para ver aonde ia dar. Hoje, durante todas as experiências, tento manter a postura e a orientação de vacuidade – aberta e sem fazer julgamentos –, para poder realmente enxergar, sentir e compreender qual é o melhor modo de ser para mim.

Muitas vezes acontece que não vejo através da experiência, e nisso também existe informação. Não me prendi a ela porque não estava funcionando para mim? Ou parei porque estava muito difícil por causa de algum ponto cego ou bloqueio em que esbarrei? As possibilidades de aprender e crescer são infinitas quando você está preparado para ir fundo.

O mais importante é que essa postura de experimentação deixa tudo menos pesado e um pouco mais divertido. A nova forma de abordar envolvendo curiosidade e possibilidade afasta o estresse ou o medo de sentir que suas decisões possam ser terrivelmente rígidas e definitivas. Organize a vida como um experimento, investigue e se mantenha aberto para as descobertas, e o peso da vida talvez fique um pouco mais fácil de carregar.

Ponha o chapéu de explorador

Fizemos um programa na Bruce Lee Family Company que minha amiga e colega Sharon Lee criou chamado Creative Fridays [Sextas-Feiras Criativas]. Uma das primeiras tarefas que nos deram era participar de alguma coisa em que estivéssemos interessados ou curiosos, mas que nunca havíamos tentado antes. Teríamos de pôr nosso chapéu de explorador e sair a campo.

Em geral, sou um pouco introvertida e às vezes acho desafiador me relacionar e bater papo informalmente; sempre tenho a esperança de que apareça algum conversador brilhante e eu possa simplesmente pegar uma carona. Mas, quando fui capaz de atuar na condição de pesquisadora, abriu-se uma perspectiva totalmente nova para mim. Não precisava mais ser aquela pessoa nervosa, que encarava uma conversa como desafio e não tinha nada a dizer. Em vez disso, eu estava em uma missão de descoberta. Eu podia tirar os holofotes de cima de mim e voltá-los para as pessoas que estivesse pesquisando.

Com essa liberdade recém-descoberta, aceitei todos os tipos de aula e situações sociais que sempre tinham me interessado, e que nem ao menos tinha tentado – respiração consciente, festas em que eu não conhecia ninguém, *reiki*. Consegui observar e conversar com todos à minha volta, e consequentemente passei a exercitar uma versão mais aberta de mim mesma.

A postura de curiosidade pode libertar e trazer engajamento. Em vez de ser um participante passivo, um espectador que espera ser chamado ou alguém que põe toda a pressão sobre si mesmo para ter uma atuação espetacular, pode atribuir-se o papel de caçador de aventuras, detetive, jornalista ou antropólogo. Quando se torna ativamente engajado, mesmo que seja apenas observando, e olha através das lentes da curiosidade, um mundo novo se revela a você, e nada será tão chato ou assustador quanto imaginava.

Este é o conselho que tento dar à minha filha adolescente quando ela me diz que está chateada ou que seu professor é um idiota. Eu digo a ela para se desafiar a descobrir o que acha interessante. Faça disso um jogo. Veja o que se pode aprender e observar em relação a qualquer situação. Por exemplo, pare imediatamente e olhe ao redor. Você está em um café? Está em casa, na cama? Como está se sentindo? Este livro está envolvendo você? Nota-se energizado e interessado? Ou é uma batalha avançar na leitura e está caindo de sono? Você está em um lugar em que se sente bem? Ou o barulho o está incomodando e deixando frustrado? O que consegue aprender sobre si mesmo? Percebe aquilo que o está frustrando neste instante – este livro, o barulho, algo que aconteceu mais cedo? O que faria de outro jeito? Ou está tudo perfeito? O que é capaz de aprender agora sobre si mesmo que já não soubesse?

Há sempre algo para observar, e algumas vezes a coisa mais valiosa a ser descoberta é que aquilo que você está fazendo ou onde está não é o que deseja – o que lhe dá a oportunidade para começar a traçar um caminho a partir daí! Esse tipo de informação pode ser ouro puro. Pode evitar que continue a seguir um caminho que o esteja levando para longe da sua alma.

Pesquise sua própria experiência

Um dos princípios básicos do *jeet kune do* e da vida do meu pai era este processo: "Pesquise sua própria experiência.

Rejeite o que é inútil. Aceite o que é útil. E acrescente o que essencialmente faz parte de você".

Como vimos na história da abertura do capítulo, era muito importante que meu pai extraísse tudo o que pudesse da sua experiência naquela luta em Oakland. Se ele tivesse se sentido incomodado por alguns aspectos da sua vitória e os tivesse deixado de lado para pensar depois (ou nunca, como quase sempre acontece), ele teria perdido uma grande oportunidade de crescer e evoluir. Como prestou atenção à experiência inteira, especialmente às partes perturbadoras, ele criou uma nova forma de arte e filosofia, seguindo em frente para mudar globalmente o panorama das artes marciais.

Embora a vida de Bruce Lee nos dê um exemplo notável, lembre-se de que estamos concentrados em você e no curso que *sua* vida vai tomar. A história de vida dele está completa à maneira de Bruce Lee. A sua está em andamento, e Bruce pode ser um excelente indicador do caminho. Ele mesmo disse:

Lembre-se, não sou professor; posso ser um mero orientador para o viajante que se perdeu. Cabe a você decidir em que direção quer ir. Tudo o que posso oferecer é experiência, mas nunca uma conclusão, por isso, você precisa examinar minuciosamente tudo o que eu disse. Ao despertar sua consciência, posso ser capaz de ajudá-lo a descobrir e examinar o seu problema. Um professor, quero dizer um bom professor, funciona como um orientador para chegar à verdade, não como doador da verdade.

Outra forma de dizer isso: Não abdique da sua soberania ou do seu poder pessoal. Reivindique seu próprio caminho e sua experiência. Respeite e agradeça os orientadores que encontrar, as lições que aprender e os professores que indicarem a direção, mas lembre-se de que apenas você é responsável pelo caminho que seguir e por seu crescimento.

Como já dissemos, há sempre alguma coisa a ser observada em sua experiência. O melhor lugar para começar é com algo que o faça se sentir – energizado ou murcho? Comprometido ou aborrecido? Isso nos dá acesso a tudo que vivemos com discernimento e determina o que diz respeito a quem nós somos. Dessa forma, estamos tentando chegar à nossa natureza (ou lembrar dela). Recorde-se de que a água fica estagnada e evapora quando não recebe aquilo de que precisa para ser ela mesma – movimento e ligação com sua fonte. A fim de pesquisarmos nossa experiência, precisamos aprender com aquilo que está à nossa volta – é necessário ficar em uma conexão contínua para ter acesso e conseguir a energia que nos faz sentir mais vivos, bem e essencialmente nós mesmos.

Entenda sua ignorância

Uma parte complicada da pesquisa sobre nossa experiência é que nem sempre entendemos nossa ignorância. O que é a nossa ignorância? É a falta de compreensão do eu verdadeiro – nossa alma. Não compreendemos que parte desempenhamos na criação da nossa vida, então atribuímos a algo externo em vez do nosso interior. E o problema vem do ego. Muitas vezes pensamos que queremos alguma coisa ou qual caminho seguir porque nosso ego nos diz o que imagina ser o melhor para nós. Gary Zukav, no livro *The Seat of the Soul*, retrata isso como a luta entre vontades e necessidades da personalidade *versus* as da alma. Como identificar a diferença entre o que vem do ego e o que é da alma, nossa essência?

Uma evidência-chave de que é o ego quem está no comando e não a alma é a palavra "deve". Se nossas decisões vêm na maioria das vezes de um lugar de "deve", então não estamos necessariamente sendo guiados por nosso eu verdadeiro. Podemos estar desistindo da sua autoridade em favor de quem quer que sejam os árbitros do "deve" – pais, companheiro, professor, religião, sociedade etc.

Outras ocasiões para ficar atento ao ego é quando você perceber que se interessa excessivamente em saber como as pessoas o veem. O ego se projeta através da imagem que você tem de si mesmo e em sua fixação por ser identificado de uma determinada maneira pelos outros – isto é, sua reputação. Se você se preocupa com o que as outras pessoas pensam de você, se precisa que pensem que é uma pessoa legal, se nunca quer ser a pessoa do mal, se precisa ter casa e carro vistosos, então seu ego trabalha duro. Na verdade, não há nada de errado em ter coisas bonitas ou em ser alguém legal, mas isso direciona seus atos em detrimento da paz de espírito? Fica obcecado pelo que os outros pensam e sentem em relação a você? Faz coisas que não está a fim porque precisa que o vejam de uma determinada forma? Sua autoestima depende de circunstâncias externas?

Assim que identificamos que estamos agindo pelo ego e não por nosso eu verdadeiro, como dar o próximo passo para entender a causa da nossa ignorância – principalmente se, de fato, ignorarmos a fonte do problema? Descobrir a própria ignorância é um conceito profundo dos textos budistas, os quais analisam nosso sofrimento por colocar nossa felicidade (ou falta de) no apego a coisas externas a nós. Meu pai falava muitas vezes sobre esse ponto. Descobrir nossa ignorância exige muita autoconsciência e honestidade, mas é possível fazer isso mesmo que ainda não esteja completamente autoconsciente. Basta decidir olhar de verdade. Então, por onde começar?

Um bom início é a coisa do "deve". Ouça a si mesmo e observe como se sente quando surge uma situação em que precisa fazer uma escolha e nota um "deve" chegando. Sua mãe quer que você vá comemorar o Natal com a família. O pensamento que surge é de que "deve" ir. Como se sente diante desse "deve"? Vivo? Ou limitado? Se o faz se sentir energizado, então é uma expressão do seu eu verdadeiro e, portanto, não é um "deve", mas o reconhecimento de algo essencial para você – tempo com a família, viagem etc. É uma manifestação do coração. Mas se o faz se sentir pesado ou desmotivado (mesmo que seja só um pouco), é preciso prestar atenção nisso. Por que não está entusiasmado? Por que isso parece pesado? Investigue! Talvez não altere a decisão, mas pode esclarecer a causa e ajudá-lo a enxergar com mais clareza e liberdade. Pode ajudá-lo a ir fundo para entender o que é valioso para você e o que precisa ser trabalhado.

Há pistas também na própria palavra "ignorante", que vem de "ignorar". O que está ignorando em sua vida? Quais os pensamentos persistentes que o incomodam e você afasta? Quais os sentimentos que voltam repetidamente e que você rejeita? Quais os padrões que se repetem interminavelmente em sua vida? Conheço um rapaz que me diz que as pessoas estão sempre falando mal dele, dizendo que ele é falso. Ele afirma que isso não é verdade; tudo não passa de fofoca, e não sabe por que ficam falando essas coisas sobre ele o tempo todo. Sem uma opinião sobre o que é verdade e o que não é, minha sugestão para ele é a de perguntar a si mesmo o seguinte: O que ele está fazendo ou deixando de fazer que faz as pessoas não se sentirem bem em relação à sua integridade? Depois, pode investigar com a intenção de se observar de verdade e enxergar o que os outros podem estar vendo, para, finalmente, decidir se precisa fazer mudanças.

Evidentemente algumas situações e experiências que são boas para você vêm também com o "deve", como "Devo me alimentar melhor" ou "Devo me exercitar mais". Esse "deve" pode se referir a coisas de que precisa, mas como você as está incluindo na categoria das que "devem" ser feitas e/ou afastando-as e ignorando-as, elas parecem pesadas e, portanto, precisam ser examinadas. E talvez a questão real não seja a alimentação ou o exercício, mas, sim, feridas na alma que realmente não deixam seu eu aflorar – feridas que continua a *ignorar*.

Pessoalmente, me acalmo comendo, e sempre foi assim. Mudar esse padrão tem sido uma batalha constante. O mais provável é que eu tenha reconhecido que fazia isso quando estava na casa dos 30. Depois, me censurei duramente por continuar com isso por mais outra década, mas ainda não tinha encontrado um meio de mudar esse comportamento. A comida se tornou um veículo para recompensa e punição, para desafio e controle, e para consolo e felicidade também. E não dá para parar de comer completamente – a comida é um combustível necessário!

Só o fato de saber o que estava acontecendo não me levava à solução, em parte porque eu não estava realmente tentando resolver o problema me questionando abertamente. Tinha conhecimento da sua existência, mas estava sobrecarregada demais para fazer qualquer coisa além do que fosse socialmente aceitável – reclamar, me autodepreciar, seguir dietas malucas e exercícios em voga, às vezes ficando um pouco acima do peso, outras me sentido mal comigo mesma, outras não. Mas eu certamente não estava procurando a causa do problema. Não sou obesa, penso eu, então o quanto isso é um problema real?

Se algo está consumindo muita energia física e mental, então existe um incômodo, quer ele esteja ou não se manifestando fisicamente. E vai mantê-lo preso em uma batalha interna contínua e em negação pessoal se não lidar com isso. Afinal, se for honesto consigo mesmo, já saberá quais são as coisas que o perturbam internamente, mesmo que não saiba o que fazer com elas.

Bem, certo dia, já com 40 e poucos anos, estava contando a alguém a recordação que tinha da morte do meu pai, falando das lembranças viscerais que guardava em torno do funeral em Hong Kong. O sentimento era de caos. Havia milhares de pessoas forrando as ruas, multidões de repórteres de todas as mídias, fãs chorando nas calçadas. Era uma cerimônia com caixão aberto, e minha mãe, meu irmão e eu estávamos vestindo os trajes brancos de luto segundo a tradição chinesa. Tínhamos que percorrer nosso trajeto até chegar em frente ao corpo do meu pai diante das câmeras de tevê e dos fotógrafos e fazer a reverência ritual antes de nos sentarmos no chão, diante do caixão. Eu me lembro da situação como um tornado girando à minha volta, enquanto ficava paralisada no olho da tormenta. Estava entorpecida e provavelmente em estado de choque; afinal, eu tinha só 4 anos.

Depois do funeral, alguém bondosamente me pegou pela mão e disse: "Venha, vamos comer um doce". E me lembro de pensar: "Isso! Me dê alguma coisa que me traga um pouco de alegria e que eu possa ligar a este momento".

E assim, quarenta e poucos anos depois, tive a revelação de uma das origens dos meus problemas com comida. Certamente não completa o quebra-cabeça, mas serviu para entender uma das causas dessa questão. Sempre estivera ali, mas não tinha feito essa relação porque não tinha procurado de verdade, estava me escondendo do que sentira diante da morte do meu pai e, assim, tinha deixado de investigar a fundo esse padrão destrutivo. Meu senso de segurança ficara embutido em um doce (ou em um saco inteiro, no meu caso), e agi dentro da hipótese de que minha incompetência alimentar só poderia ser controlada por meio da autonegação. (Conselho profissional: nada se cura ou se resolve dessa forma.)

Procuro entender cada vez mais o meu dia a dia e mudar de perspectiva como meu pai fez. Estou me tornando mais consciente sobre o que ignoro ou nego, e meu processo de aprendizagem se tornou mais rápido, minhas lutas cada vez menos intensas. A revelação sobre meus hábitos alimentares, ainda que não seja a solução completa, me deu algo para explorar, o que me levou ao entendimento do que mais eu preciso observar. Como disse meu pai:

Aprender é descobrir, descobrir a causa da nossa ignorância; é descobrir o que existe dentro de nós. Ao descobrirmos, revelamos habilidades, o nosso olhar, a fim de chegar ao nosso potencial, para perceber o que se passa, para saber como ampliar nossa vida, para encontrar os meios que nos ajudam a enfrentar os acontecimentos e crescer. Não tenha pressa em "consertar" as coisas, em vez disso, enriqueça sua compreensão no processo permanente de descoberta e saberá mais sobre a causa da sua ignorância.

Comece a enxergar de verdade

O que descobri em relação à comida aconteceu por acaso, mas não precisa ser assim com você. Que isso fique como uma lição de quantos anos de luta podem ser evitados se decidir proativamente em vez de esperar uma revelação para começar a prestar atenção. Porque, sejamos honestos, se quisesse ter tido essa informação antes, eu poderia ter olhado mais de perto e visto o que estava lá. Meu conselho é que se abra e pesquise a fundo, mesmo que seja doloroso ou assustador.

Não vou mentir, é preciso coragem para encarar os problemas, é necessário muito trabalho para liberá-los, e às vezes pode vir a frustração. Você pode sentir como se não soubesse o que está fazendo ou qual o próximo passo que deveria dar. Isso pode abalar no que imaginava ser sua base e trazer um pouco de insegurança. Pode resolver que é mais fácil não pesquisar ou saber e continuar a suportar o mal-estar da alma pelo resto da vida. Mas, à medida que ganha capacidade e prática, vai aprender a ir além do que assusta você. E vai ficar mais fácil – e seu processo realmente se tornará tão intrigante que vai deixá-lo entusiasmado.

Na luta em Oakland, meu pai foi capaz de sentir conflitos, frustrações e medo, e, em vez de fugir deles ou enterrá-los, ele disse a si mesmo: "Vou olhar isso mais de perto". Ele acreditava que "entender o próprio medo é começar a enxergar de verdade". É preciso querer olhar para os pontos problemáticos. Se não fizer isso, provavelmente jamais vai descobrir uma camada importante de si mesmo – uma camada que o segura ou o sabota repetidamente, impedindo que se cure e cresça.

Compreender o seu medo é um passo importante para maximizar o potencial. "O medo", explicava meu pai, "nos leva a nos agarrarmos a tradições e gurus. A iniciativa pode deixar de existir quando alguém está com medo." Ele prossegue dizendo que "o inimigo do desenvolvimento é o medo da dor – a relutância em produzir a menor parcela de dor. Quando se sente incomodado, você interrompe a sequência de conscientização e torna-se fóbico". A solução é incorporar os momentos desconfortáveis em vez de lhes dar as costas. E, quando confronta seus medos, uma coisa milagrosa acontece: eles perdem o poder sobre você. Passam a ser mais uma peça do quebra-cabeça do processo de autoconhecimento, outro ponto de interesse, outra camada de descoberta ao longo do caminho.

Lembre-se, não se castigue por seus medos ou falhas. Todos nós passamos por eles, que não são mais do que um mapa indicando onde devemos cavar e descobrir. E, como logo perceberá, existe a outra face do que consideramos ser nossa fraqueza.

Fraquezas e pontos fortes

Fraquezas e pontos fortes estão inexoravelmente ligados. Pode pensar neles em separado – você tem fraquezas e, então, pontos fortes. Cheguei ao entendimento dessa dualidade de falhas e qualidades como uma expressão de *yin-yang* na vida real. Ao me olhar mais de perto, percebi que não posso me orgulhar das minhas habilidades sem conhecer minhas deficiências e vice-versa. Por exemplo, eu me sinto bem sozinha. Gosto de ficar tranquila e em silêncio. Sou forte, autossuficiente e não me aborreço facilmente. Ao mesmo tempo, algumas vezes eu me isolo e encontro dificuldade em entrar em contato com as pessoas. Não peço ajuda quando ela realmente me seria útil. Saio-me bem enfrentando a vida, mas não posso ficar esgotada e exaurida por isso.

Graças a múltiplas e diferentes experiências, descobri que gosto de variedade. Naquilo que como, no trabalho diário e nas coisas que faço. Sinto afinidade com a espontaneidade, as surpresas e novas experiências (mesmo as perturbadoras). Assim, naturalmente, e no sentido inverso, luto contra a rotina. Precisei chegar aos 30 anos para incorporar ao meu dia a dia o hábito de lavar o rosto todas as noites. Tenho dificuldade para pagar as contas antes do vencimento e acessar meu *e-mail* regularmente. É uma luta ir ao mercado e lavar a louça.

Meu ponto forte de gostar de me deixar levar pela correnteza e ter novas experiências exige certo manejo em lidar com o necessário, a rotina e o mundano. Descobrir isso a meu respeito e perceber que minhas "falhas" visíveis estavam ligadas intimamente a meus pontos fortes tem me ajudado a manter a perspectiva e o equilíbrio na minha caminhada pela vida. Também me ajuda a não me punir, porque toda fraqueza visível tem um ponto forte associado, e todo ponto forte, uma fraqueza. Então, se for me punir por minhas fraquezas, preciso comemorar simultaneamente os pontos fortes. Ou poderíamos não tornar uma coisa boa ou ruim e seguir adiante (como a água) na direção do equilíbrio que buscamos.

O autoconhecimento é um exercício de equilíbrio – de entender o que realmente precisamos em determinado momento para fluir pela vida. Precisamos de ação e de repouso. De momentos de solidão e outros de socialização. De autossuficiência, mas também de ajuda. E só chegamos a entender de que modo precisamos dessas coisas se investigarmos nossa verdadeira natureza.

Pergunte-se o que pode descobrir sobre si. Comece aos poucos. O que consegue aprender sobre si partindo dos seus programas de tevê favoritos? O que é possível saber sobre como deseja ser no mundo, sob a ótica de como dirige seu negócio ou de como interage com os colegas de trabalho? E quanto aos relacionamentos desafiadores que tem e os conflitos que enfrenta? E o que essas informações lhe dizem sobre o equilíbrio que precisa alcançar entre seus pontos fortes e suas fraquezas? Quais impulsos precisa controlar, e quais rédeas precisa afrouxar?

Talvez seus programas de tevê revelem que adora rir e ver o lado romântico da vida, que prefere lindos ideais e finais felizes. Mas também pode revelar que tem um pouco de escapismo nessas preferências. Talvez lute demais com as situações reais estressantes, negativas, porque elas o desapontam e o puxam para baixo. Quem sabe você seja uma pessoa um tanto negativa na vida real porque nada acontece como nos filmes que aprecia, ou talvez tenha criado para si mesmo um patamar impossível de atingir.

No trabalho, pode ser organizado e amável. Trata todos com certo respeito independentemente do posto hierárquico. Também sempre lava sua louça e de vez em quando leva guloseimas para os colegas. Que adorável! Agora pense na alternativa. Fica aborrecido quando os outros não se comportam como você acha que deveriam? É intolerante com qualquer tipo de bagunça e julga as pessoas baseado nisso? Desenvolveu um complexo de superioridade porque acha que os outros não são tão bons quanto você? Como estão seus relacionamentos em relação a essa questão? São ótimos na superfície já que você age como uma pessoa legal, mas não são profundos? Sente que não pode ser simplesmente você com os seus defeitos e ainda ser admirado por todos? A ideia de ser você mesmo o aflige?

Faça uma lista. No que você é bom ou ruim? Agora, percorrendo todas as coisas dessa lista, tente escrever o que pode ser uma fraqueza ou um ponto forte. Por exemplo, sou bagunceiro – isso também significa que não preciso que tudo seja perfeito para funcionar bem (algumas pessoas ficam paralisadas pela bagunça). Reflita sobre o que considera como seus pontos fortes e suas fraquezas. Consegue perceber que formam rastros de informações que levam você a uma imagem mais clara de si mesmo? Pode concluir que aquilo que considera como "bom" e "ruim" são, de fato, dois lados da mesma moeda? E, quando se apossa deles por inteiro, isso ajuda a criar o equilíbrio interno e revela a totalidade da noção de "bom" e "ruim"?

Porque é fácil criticar e abater o moral dos outros, mas conhecer a si mesmo talvez leve a vida inteira. Assumir a responsabilidade por suas ações, boas ou ruins, é outra coisa. Afinal, todo conhecimento significa autoconhecimento.

Autoajuda

Estamos nos esforçando para mergulhar fundo com o intuito de identificar, compreender e trabalhar nosso eu verdadeiro porque, sem o conhecimento e a prática, não podemos nos aproximar de todo o nosso potencial e alcançar nossa essência. Também não conseguimos nos tornar mais semelhantes à água. Como nos vemos e como direcionamos os pensamentos é a chave para sermos capazes de fluir. Meu pai diria que o importante não é *o que* você pensa, mas *como* pensa. "O que" é influenciado rapidamente quando se dirige o "como" na direção apropriada. Pegue esta citação do meu pai como exemplo. É uma das minhas favoritas.

Encontraremos a verdade quando examinarmos o problema. O problema nunca está separado da resposta; o problema é a resposta.

Pense nisso concretamente. Quando olha um simples problema de álgebra como $3 + x = 10$, não é possível resolvê-lo pelo x sem os outros elementos. A resposta está dentro do problema. Seria loucura olhar essa questão de matemática e começar a procurar a resposta na geladeira. Ainda assim, é isso que fazemos o dia inteiro, e o fazemos principalmente ao culpar os outros por nossos problemas. O que não quer dizer que as pessoas não atravessem nosso caminho às vezes, mas a solução está sempre nas nossas mãos. Sempre. Só precisamos ser mais criativos na forma de encontrar as soluções que nos escapam.

Está sempre atrasado para o trabalho? Programe o despertador para tocar dez minutos mais cedo. Não é essa a resposta? Vá dormir mais cedo e não se sentirá tão cansado pela manhã. É mais grave do que isso? Veja se por acaso não está deprimido. Estamos chegando perto? Qual é a origem da sua depressão? Precisa procurar ajuda? Siga o problema. Tente algumas soluções, mas siga o problema. Olhe para ele e deixe que o guie.

Meu pai nos incentivaria, diante dos problemas, "a ficar alertas, a nos questionar, descobrir, ouvir, entender e a nos manter abertos". É uma ótima lista de checagem. Estava prestando atenção? Respondi a todas as perguntas? Encontrei as respostas? Estava ouvindo? Entendi o que estava acontecendo? Estava de peito aberto para a experiência? Meu pai nos aconselharia a não trabalhar pela informação, mas a "trabalhar pelo entendimento", porque "o que conta não é quanto você aprende, mas quanto absorve daquilo que aprende".

Bruce Lee pôs no papel seus pensamentos e processou seu aprendizado o tempo todo. Ele não fazia um diário igual a todo mundo, já que não mantinha inúmeros cadernos onde escrevia todos os dias, mas monitorava seu progresso, escrevia suas ideias, objetivos, sonhos, levantava hipóteses. Ele rascunhava inúmeras cartas e ensaios. Trataremos das formas usadas por meu pai como uma ferramenta de processamento no capítulo cinco. Mas, dos seus próprios textos, podemos ver o que era importante para ele e o que o colocava no caminho do autodescobrimento – ou, como ele chamava, da autoajuda.

Em um texto de 1972, ele observou que tinha uma natureza profundamente inquisitiva e teria feito estas perguntas quando era jovem:

O que vem depois da vitória?
Por que as pessoas valorizam tanto a vitória?
O que é a "glória"?
Que tipo de "vitória" é "gloriosa"?

Meu pai lembrava como era encrenqueiro quando criança e que era muito reprovado pelos mais velhos. Ele diz: "Eu era extremamente malandro, agressivo, esquentado e violento. Não só os adversários que tinham mais ou menos a minha idade ficavam fora do caminho, mas até os adultos se rendiam ao meu temperamento". Ele continua e fala que não sabe por que era tão truculento, mas que, sempre que via diante de si alguém de quem não gostava, seu primeiro pensamento era desafiá-lo. Mas desafiar com quê? "A única coisa concreta em que eu conseguia pensar era em meus punhos", meu pai escreveu. E continuou, "Eu pensava que vitória era derrubar os outros, mas deixei de perceber que a vitória conquistada pela força não era real". Ele narra isso mais tarde, quando se torna aluno da Universidade de Washington e é ajudado na escolha dos cursos. O orientador, percebendo a natureza questionadora do meu pai e suas inúmeras perguntas, sugeriu que ele frequentasse cursos de filosofia. Ele lhe disse: "A filosofia vai lhe dizer qual é a finalidade da vida do homem".

Meu pai notou que muitos amigos e sua família ficaram surpresos por ele estudar filosofia, considerando que sempre fora fanático por artes marciais. Eles tinham imaginado que ele entraria em algum curso ligado à educação física quando estivesse na faculdade. Mas meu pai logo enxergou a ligação entre filosofia e artes marciais. Lembrando o que ele disse: "Todas as ações devem ter uma razão e um porquê... Eu gostaria de infundir o espírito da filosofia nas artes marciais; assim, persisti no estudo da filosofia".

Foi por meio desse estudo que ele começou a ver os erros dos caminhos que tomara anteriormente e a lamentar suas premissas sobre a vitória – isso só ocorreu porque conseguiu refletir honestamente sobre si mesmo e suas ações. Chegando a uma conclusão muitos anos depois, ele percebeu que: "Gostando ou não, as circunstâncias se impõem a mim, e, sendo um lutador nato, combati isso no princípio, mas logo percebi que não precisava de resistência interior nem de conflitos desnecessários, mas sim, reunindo forças, devia me reajustar e extrair o melhor disso". Unir sua força aos problemas e às perguntas levou meu pai às soluções que procurava e ao entendimento mais profundo tanto das suas amadas artes marciais como de si mesmo.

Conforme investiga e confronta o problema, eu aconselho que faça um diário ou escreva como um meio de rastrear suas descobertas e organizar seus pensamentos. Não só reflita sobre eles; escreva-os. Monitore fisicamente o que ama, aquilo que desperta sua curiosidade, experiências, ideias, sonhos. Se apenas pensar neles e não os representar de forma a torná-los uma prática concreta para você, talvez eles fiquem flutuando, passando de uma onda para outra, ou existam somente em um sonho ou como uma recordação vaga, sem nenhum plano de ação real.

Quando comecei a dirigir minha primeira empresa, eu tinha uma ideia do que estava tentando realizar, mas não conseguia expressar isso para mais ninguém porque não tinha refletido e trabalhado o suficiente sobre o que minha visão, minha missão e meus valores eram em termos concisos e claros. Meus funcionários podiam receber instruções e até confiar em mim, mas estavam navegando em relativa escuridão quanto ao destino do barco, que existia apenas como ideia geral no meu cérebro. Isso nos roubou um pouco de ação vital em nossas funções.

Algumas vezes, canalizar os pensamentos fisicamente sobre o papel pode ser uma parte importante da autoatualização e nos dar a sensação de que nossos devaneios e descobertas passam a ser mensuráveis e que não serão esquecidos. O papel (ou computador) pode ser um lugar para trabalhar seu processo e listar perguntas que pipocam em sua cabeça neste exato instante. Pode ser uma área de trabalho, *internet* segura, espaço de recreação ou comunicado pessoal. Pode ser uma chave para a autoajuda.

Em seu trabalho, meu pai estabelecia orientações claras ao longo do caminho da descoberta e defendia muito a autoajuda. O que não significa que precisa morar na seção especializada das livrarias (embora ele defendesse a leitura direcionada de todo tipo de livro; para ele, "leitura especializada" era "alimento mental"). O que ele entendia por "autoajuda" é que só você pode se ajudar. Mesmo quando pede ajuda a alguém, está ajudando a si mesmo. Autoajuda, seja como for seu acesso a ela – lendo livros, escrevendo diários, procurando um orientador, fazendo terapia, conversando com amigos em quem confia, meditando –, não passa de você buscando uma solução, indo atrás da sua descoberta, aprendendo o que funciona ou não, compreendendo pontos fortes e fracos. É um processo de fortalecimento interior.

Como ele disse:

Descobri por meio de experiência pessoal e dedicação ao aprendizado que a maior ajuda é a autoajuda. Não existe outra ajuda que não essa. Ela aparece de muitas formas: descobertas diárias, honestidade na forma de fazermos o melhor que podemos, dedicação incansável e a percepção de que não existe fim ou limite, porque a vida é um processo sempre em andamento.

Quando assumimos a posição de curiosos, para nos olharmos profundamente, precisamos ser corajosos diante dos nossos medos e estar prontos para integrar ou entender nossas experiências. O questionamento constante e independente que leva a novas descobertas será o meio pelo qual revelaremos nosso potencial e, desse modo, nosso fluxo. Encare com entusiasmo e admiração o fato de que o aprendizado, a revelação e o processo não têm limites – do mesmo modo que nosso potencial.

Certamente, todos os dias pode haver uma revelação ou uma nova descoberta que posso fazer. Não me atrevo a dizer que atingi qualquer realização, pois ainda estou aprendendo, porque o aprendizado é ilimitado!

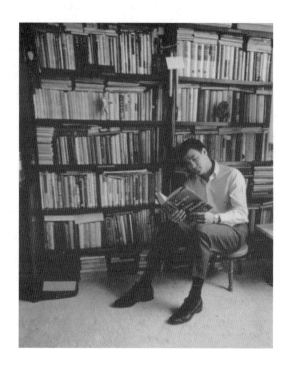

4

O oponente

Conhecer-se é estudar-se em ação com outra pessoa.

Nota: Neste capítulo, peço que não considere a palavra *oponente* no sentido de *adversário*. A ideia aqui se alinha mais com o significado de parceiros de treino – pessoas com quem temos contato e que podem nos desafiar, de forma bonita e difícil, a sermos versões melhores de nós mesmos.

O tempo de Lao

No filme *Operação Dragão*, há uma cena a que chamamos afetuosamente de "Tempo de Lao". Meu pai, vivendo o personagem Lee, sai de uma reunião para instruir um aluno chamado Lao. O garoto e meu pai inclinam-se um para o outro e a cena começa:

Lee: *Me chute. Me chute.*
Lao executa um chute lateral muito bom em direção a Lee. Lee o interrompe.
Lee: *O que é isso? Uma demonstração? Precisamos de conteúdo emocional. Tente novamente.*
Lao dá outro chute, mas dessa vez ele faz uma careta e lança um chute agressivo mais forte e levemente sem direção. Lee o interrompe mais uma vez.
Lee: *Eu disse "conteúdo emocional". Não raiva! Tente novamente. Em mim!*
Lao se concentra em Lee e lança um chute bem preciso diretamente para o peito de Lee, seguido por mais um. Os dois se movimentam com harmonia conforme Lao chuta e Lee se move com o chute. Lee fica contente.
Lee: *É isso aí! Como você se sentiu?*
Lao: *Deixe-me pensar um pouco...*
Lee dá um tapinha na cabeça de Lao enquanto o garoto analisa a experiência. Lee chama a sua atenção.
Lee: *Não pense! Sinta. É como um dedo apontando para a lua. Não se concentre no dedo ou vai perder uma visão gloriosa! Entendeu?*
Lao diz que sim com a cabeça. Eles se preparam para a reverência. Lao inclina-se olhando para o chão. Lee dá outro tapinha em sua cabeça.
Lee: *Nunca tire os olhos do seu oponente, nem quando fizer a reverência.*
Eles se inclinam, olhos nos olhos, e a aula acaba.

Essa cena, que meu pai escreveu para ilustrar um pouco dos seus pensamentos sobre filosofia das artes marciais, inclui algumas das linhas mais icônicas do filme. É uma pequena troca que guarda muitas informações sobre suas crenças em relação às artes marciais e à vida relacionadas a "o que é" no momento.

Observe que, quando o aluno executa um primeiro chute absolutamente lindo, meu pai diz: "O que é isso? Uma demonstração?" Em outras palavras, quem você está chutando? Por que está chutando? O que quero dizer é que foi um chute bonito, mas como isso está relacionado a você e a mim e ao lugar onde estamos agora? Qual é o objetivo? O que você estava tentando expressar? O chute parece a *performance* de um chute – desconectada das circunstâncias.

"Precisamos de conteúdo emocional", ele sugere.

O garoto tenta novamente, mas ele confunde a palavra "emocional" com o contexto emocional de um ataque. Então se inflama e lança um chute mais violento, exibindo no rosto seus sentimentos. Mas Lee o adverte: "Eu disse 'conteúdo emocional' – não raiva!" O que meu pai quer dizer com isso tem realmente a ver com o contexto – relacionar-se de forma contínua e apropriada com a situação, sentindo a energia presente, isto é, com o que está acontecendo no momento. A raiva não seria o contexto certo para essa situação professor-aluno. Lee continua: "Tente novamente – *em mim!*" Esteja presente na relação comigo. Me chute. Direcione sua intenção para mim. Chegue em mim. Estou pedindo para que me chute com a intenção correta para o contexto. Então se concentre em mim; me dê sua consciência; me inclua. Em outras palavras, tente realmente fazer exatamente o que eu pedi e *me* chute.

E Lao tenta novamente, e dessa vez os chutes são direcionados; têm alvo e propósito. Os dois se movimentam para a frente e para trás, empenhados em uma dança simbiótica. Lee está empolgado. Sim! É isso aí! E ele pergunta a Lao, "Como você se sentiu?" Lao põe a mão no queixo pensativamente para refletir. Você o vê literalmente entrar em seus próprios pensamentos para tentar captar e analisar a experiência. Lee o repreende com um tapinha na cabeça.

"Não pense. Sinta!" Não se separe da experiência para analisá-la. Não se isole do que acabou de acontecer. Não desapareça. Lee não perguntou "O que você pensa?" Ele perguntou como Lao tinha sentido a experiência. O que sente ao estar empenhado nisso comigo neste momento? Você consegue ficar comigo e com a sensação e dar uma resposta direta ao que está acontecendo? E continuou: "É como um dedo apontando para a Lua. Não se concentre no dedo ou vai perder uma visão gloriosa!" Não se concentre em apenas uma parte da experiência e perca a glória da experiência completa, que ainda está se desenrolando e é onde a compreensão mais profunda se encontra. E, por último, ele recomenda: "Nunca tire os olhos do seu oponente, nem quando fizer a reverência". Nunca se desligue, mesmo na hora de ir embora. Mantenha-se presente e atento.

No exemplo acima, o relacionamento "oponente" é o de professor-aluno. O professor (meu pai) está tentando fazer o aluno (Lao) relacionar-se com ele e as circunstâncias diretamente. Quer que ele sinta, que esteja presente com seu parceiro de treino em vez de apenas fazer uma aula bem executada, mas superficial. Ele quer um comprometimento verdadeiro entre eles. Afinal, se um lutador não estiver realmente se relacionando com seu oponente, ele acabará despreparado para o que vier pela frente. Ou seja, ele será surpreendido. Viverá um padrão atrás de um muro de isolamento em vez de viver a vida. Se seguir uma série de operações ou um programa de movimentos em vez de sentir as mudanças no seu oponente e na situação em tempo real, não conseguirá reagir adequadamente.

Afinal, o que é um combate senão uma relação intensa? Seu oponente tenta bloquear e conter todos os golpes que você desfere ao mesmo tempo que descarrega os dele, o que faz em resposta direta aos sinais que leu em você. Vai sentir também sua energia, tempo de reação, se ele parece confiante ou inseguro, se você se movimenta com experiência, se mantém o olhar que lhe lança, quais são seus padrões etc. E, enquanto está se relacionando com você, ele está se ajustando ao que percebe. Está adaptando a estratégia, a técnica e a abordagem. Se você acertar um golpe, ele tem de descobrir como você achou uma abertura na defesa dele e vice-versa. É uma dança. É um relacionamento.

Isso lhe parece familiar? Deveria, porque estamos nos avaliando diariamente, sentindo a energia e nos ajustando adequadamente. Você se entusiasma diante da perspectiva de um almoço com um amigo, mas, quando chega, o acha chato e rabugento. Se estiver alerta, provavelmente você vai aliviar um pouco. Talvez pergunte o que há de errado com ele ou tente fazê-lo rir, mas vai reagir com base no que você está sentindo. Mesmo quando interagimos com um completo estranho, como o caixa de uma loja ou o carteiro, percebemos se alguém é rude ou agradável e reagimos, seja com uma irritação contida ou um sorriso amigável. Vivemos em relacionamentos o tempo todo, e eles são um reflexo do nosso mundo interior.

Para aprender e crescer, você precisa de um relacionamento, daquele parceiro de treino para levantar o nível do seu jogo. Apenas para nossos objetivos aqui, não existe ninguém melhor do que a pessoa que estiver diante de você em determinado momento para ajudá-lo a *se* ver com mais clareza. Alguém que esteja lá, quer ele saiba disso ou não, quer você tenha sabido ou não, para lhe mostrar onde estão os pontos dolorosos, para lhe indicar como melhorar e fazer sua luz brilhar com mais intensidade. Como você está sempre reagindo ao ambiente, ele se torna um reflexo seu. Então o que você consegue aprender sobre si mesmo? Onde pode descobrir a causa da sua ignorância? Como chegar a ser melhor a partir disso? Mas fique atento: você quer tornar-se melhor, não melhor do que...! O relacionamento com o oponente não é uma competição.

O modelo da não competição

Pode parecer estranho, mas Bruce Lee não acreditava em competição. Já mencionei que ele acreditava em lutar de verdade e que não participava de competições. Foi somente mais tarde que chegou à conclusão de que a competição em geral não era o modelo correto para o crescimento pessoal ou espiritual – ou para a destreza nas artes marciais. Competir significa concentrar-se no que está acontecendo fora de si mesmo. Você está tentando apenas mostrar que é melhor do que alguém ou quer ganhar o prêmio? Ou está interessado em seu processo de crescimento? A competição classifica tudo e todos como vencedores e perdedores em vez de colaboradores e cocriadores. Ela nos separa da individualidade e nos joga uns contra os outros.

O potencial nunca pode ser plenamente exercido em competições porque, em vez de nos observarmos e maximizarmos a criação da nossa experiência, nos concentramos em vencer a qualquer preço. Passamos centenas de horas decifrando a *performance* do outro para poder suplantá-lo enquanto recebemos pouquíssimas informações sobre nós. E, nesse modelo, as informações que obtemos se baseiam no que os outros têm que nós não temos, em vez de tratarem daquilo que possuímos que nos faz ser quem realmente somos.

Quando nos sentimos como água, percebemos uma coisa que não compete com o entorno, mas envolve cocriação e coexistência. A água não quer mostrar que é melhor do que a terra. A água apenas é. Algumas vezes, a água invade as barrancas do rio; em outras, as barrancas mudam o curso da água. Em uma condição de neutralidade e vacuidade, como não há comparação nem julgamento, não existe competição; é uma cocriação. Costumo dizer que, se a pessoa sente necessidade de competir, se esse é o modelo que a guia (por ora), então deve entrar em competição consigo mesma. Pressione a si mesmo. Supere-se. Cresça. A noção de vencedores e perdedores é inerente à competição, mas, se resolver abordar abertamente e com neutralidade cada momento, então não haverá espaço para vencer ou perder, apenas para o que está se desenrolando diante de você e como reagirá a isso. Quanto mais cedo aprendermos que não existe vencer ou perder no panorama geral da vida, mais depressa poderemos passar da sensação de lutar para a simples e ativa condição de ser.

Evidentemente, as pessoas vencem e perdem o tempo todo, e pode ser argumentado que há medidas exteriores para avaliar se alguém teve uma vida "boa" ou não. Mas só você vai saber realmente como foi sua vida. Somente você conhece o patamar de satisfação que alcançou em seu coração e em sua alma. Só você conhece os demônios que infestaram o espaço emocional da sua mente durante anos. Sugiro então que, até que a luz se apague definitivamente para nós, trabalhemos menos para nos suplantarmos uns aos outros e nos dediquemos às lições a serem aprendidas, às mudanças que devemos fazer e ao crescimento que podemos atingir. Qualquer vitória ou derrota é temporária. A correnteza não faz a dancinha da vitória e decide parar porque chegou ao mar. Ela continua a fluir.

Afinal, você é a pessoa a quem deve controlar. Qual é a *sua* experiência de vida e como pode torná-la melhor se descobrir a si mesmo? Assim, quando estiver diante de outra pessoa e se sentir tomado pelo desejo de ser melhor ou pelo menos tão bom quanto ela, lembre-se de que a comparação é um reflexo do jogo limitado que está jogando.

Não estou neste mundo para viver suas expectativas, nem você para viver as minhas... Se sempre impuser limites a tudo o que faz, seja fisicamente, seja em outra área, isso vai se espalhar pelo seu trabalho e pela sua vida. Não existem limites. O que há são patamares, e você não precisa permanecer neles, tem de ir além.

As seis doenças

Se quiser observar como praticamos todas as formas de rivalidade, há seis doenças sobre as quais meu pai escreveu, todas elas decorrentes do desejo que temos de vencer a qualquer custo. Essas doenças têm a ver com estar em competição, situação em que nos encontramos em um relacionamento quando surge alguma discordância. Quando nos relacionamos dessa forma com outras pessoas, estamos nos desconectando delas e do nosso eu a fim de ter acesso a alguma forma de valorização externa. Em outras palavras, nada de colaboração nem de cocriação. Existe apenas o vencedor e o perdedor.

As seis doenças são:

O desejo de vitória
Tenho de vencer. Se não vencer, sou um perdedor. Se eu vencer, todos os outros são perdedores.

O desejo de recorrer à esperteza
Dependo do poder da minha engenhosidade para mostrar como sou bom. As pessoas ou seus sentimentos só me importam contanto que possam ver como sou inteligente?

O desejo de exibir tudo o que tem aprendido
Pode me examinar. Sei uma porção de coisas. Consigo discorrer largamente sobre qualquer coisa. Não me interessa o que os outros têm a dizer (especialmente se for um idiota).

O desejo de intimidar o inimigo
Sou uma força a ser temida. Cuidado! Vou intimidá-lo até conseguir sua aprovação, mesmo que eu tenha de fazer algo chocante e selvagem para conseguir sua atenção.

O desejo de interpretar o papel de fraco
Sou tão fácil de lidar. Quem deixaria de gostar de mim? Sou tão discreto e delicado. Vou pôr de lado qualquer coisa que seja importante para mim para garantir que você veja como sou adorável e maravilhoso. Como pode não gostar de mim se eu sacrifico tudo por você?

O desejo de livrar-se da doença que o afeta
Não estou feliz com minha maneira de ser. Vou trabalhar o meu eu e ler tantos livros quanto conseguir e frequentar tantas aulas quanto puder para me tornar uma boa pessoa e você verá que tento ser assim, mesmo se eu continuar a fazer muita coisa errada. Sei que não sou bom da maneira que sou. E sei que você sabe que eu sei que não estou feliz com minha maneira de ser, o que faz o fato de eu não melhorar não ter importância enquanto parecer que estou tentando.

Em todas essas ciladas, existe uma ligação com um resultado externo, que nos faz perder a conexão com pessoas e situações. Existe apenas o desejo de manipular ou chocar e intimidar o "oponente". Mesmo no desejo nobre de livrar-se da doença, há uma caracterização do eu como "o eu atormentado" negando, dessa forma, seu próprio poder.

Eu lhe apresento essas seis doenças para que pense nelas como possíveis caminhos de autoexploração, porque todos tivemos participação nelas ao nos relacionar com outra pessoa ou situação. É capaz de se reconhecer em alguma delas? Se cavasse um pouco mais fundo, descobriria o que causou a doença e por onde a cura poderia começar? Observe conscientemente suas táticas e sinta-se livre para sentir os pontos dolorosos. Perceba que as doenças são apenas uma ilusão da mente e do ego.

Você reclama de como as pessoas são críticas? Adivinhe o que você está sendo – crítico. Você esfria seu relacionamento com uma pessoa porque ela não está sendo legal com você? Adivinhe – você não está sendo legal. Costuma comentar sobre como alguém é fofoqueiro? Você mesmo é fofoqueiro. Fica bravo por alguém não o amar do jeito "certo" – isso não é muito amável. Olhe-se no espelho e veja como está prolongando a vida da doença em vez de achar a cura e, por fim, recuperar-se.

Essas doenças são armadilhas. Elas o mantêm em isolamento e impedem seu crescimento. Elas manterão o sucesso sempre além de você e do alcance das suas mãos enquanto procura a vitória e a valorização através dos olhos de outra pessoa. E, acima de tudo, não vão deixar você ser inteiro. Ligar-se ao resultado é negar o compromisso consigo mesmo.

O grande erro é antecipar o resultado de um comprometimento; não deve pensar se acabará em vitória ou derrota. Perceba que não há ninguém com quem brigar, apenas uma ilusão para olhar através.

O parceiro de treino

O relacionamento é um processo de autorrevelação. Ele é o espelho em que você descobre a si mesmo – existir é relacionar-se.

Estudar-se em um relacionamento não tem nada a ver com comparações ou julgamentos (isto é, competição). Pense na consciência sem opções e na mente vazia. Não existe certo ou errado. Existe apenas "o que é". Não precisamos nos envergonhar ou nos punir no processo de nos tornar "melhores", nem devemos envergonhar e culpar os outros para sentir que somos melhores. Só precisamos observar e ser curiosos a respeito do que se revela por intermédio das *nossas* respostas e, então, decidir a melhor forma de ir adiante. Embora seja simples na teoria, o processo não é fácil. Confrontar a nós mesmos através dos olhos de outros pode ser sério e desconfortável, principalmente se não estivermos satisfeitos com nosso posicionamento na vida agora. Mas um relacionamento é também um espelho d'água em que podemos nos enxergar com mais perspicácia se tivermos coragem para olhar de verdade.

Quando meu querido amigo e conselheiro Tony Leroy recebe um elogio, ele responde: "Não passo de um reflexo seu". Além de ser gentil, ele está dizendo uma verdade. Afinal, relacionar-se é uma troca de energia entre ambas as partes. E podemos ser conscientes ou inconscientes em relação a isso. O relacionamento é o lugar perfeito para aprendermos sobre nós mesmos. E não apenas relacionamentos com companheiros, esposos ou amigos próximos (apesar de que eles são, de certa forma, parceiros fundamentais), mas com todos os que entram em contato conosco. Criamos nossa realidade pela forma como decidimos agir e como escolhemos reagir a coisas externas a partir de nós mesmos.

O que faz de alguém um bom parceiro de treino? Quando um lutador está prestes a enfrentar uma luta, ele quer treinar com alguém que represente um desafio, com quem possa lutar golpe a golpe em igualdade de condições. Se o lutador conseguir manipular com facilidade o oponente e derrubá-lo, não verá quais as áreas que precisará trabalhar em si mesmo. Ele não se sentirá desafiado a melhorar.

Embora haja pessoas que escolhemos especificamente para nos ajudar em algumas coisas, esbarramos em parceiros de treino em todo lugar. Em particular, porque existem aspectos da nossa personalidade de que não temos consciência, podemos nem mesmo perceber quem tem boas informações para nós enquanto percorremos nossa jornada. No entanto, se ficarmos suficientemente interessados em observar a dinâmica do nosso relacionamento e curiosos sobre a troca que temos com a outra pessoa envolvida, encontraremos pistas para descobrir coisas que temos escondido de nós mesmos. Todo encontro é uma oportunidade para entender um pouco melhor o nosso trabalho interior.

Todas as vezes que apontamos um dedo acusador para alguém, devemos virá-lo em nossa direção, porque nós somos a pessoa do outro lado. Recentemente, alguém que eu considerava amigo me tratou como lixo, e eu estava tomada de raiva por isso – reclamando, bufando, criticando-o por ser incapaz e cruel. Só que, quando virei o dedo na minha direção, me vi sendo crítica e justa. Na realidade, não estava brigando pelo fato de não o perdoar por suas ações inconscientes (ou até conscientes), mas por ficar cara a cara comigo mesma. Não conseguia me perdoar por ter chegado a esse ponto. Por isso, todas as vezes que me sentia perturbada por isso, eu dizia: "Quando o perdoo, eu me perdoo". Quando parei de julgá-lo por suas ações, parei de me julgar por minhas reações. Eu precisava que ele estivesse errado para que eu sentisse que era boa. E, se é disso que você precisa para se sentir bom, o que bom significa realmente?

O jogo da culpa

Aprendi que ser desafiado tem mais a ver com qual é a *sua* reação a do que qualquer outra coisa. Como isso afeta você? Se estiver seguro de si mesmo, vai tratar da situação com muita leveza – da mesma forma que, se hoje a chuva vai cair forte, amanhã o sol brilhará novamente.

Observar nossa vida e nós mesmos em relação aos outros é importante e valioso, mas precisamos ser cuidadosos com o que imaginamos ter percebido ou visto. Se já tiver visto uma reação inquietante no rosto de alguém enquanto você falava, ou se esse alguém foi grosseiro com você sem motivo, ou não telefonou quando tinha dito que ia ligar, ou cortou o contato com você, ou, ou, ou... Você sabe o que acontece. Histórias e explicações começam a passar pela sua cabeça imediatamente em um esforço para reunir provas que comprovam sua teoria: "Ela não gosta de ninguém" ou "Como ele é infantil". Deixamos de esvaziar a mente, colocamos de lado a neutralidade e mergulhamos em uma explicação para o comportamento da pessoa que nos torne heróis ou vítimas da história. Você atribui aos outros todos os tipos de motivo e culpa e cria todas as justificativas possíveis para si mesmo.

Seu parceiro ou sua parceira não quer fazer sexo com você hoje à noite? Deve ser porque não gosta de sexo. É claro que não tem nada a ver com você. Ou no modo como você age no relacionamento. Ou o quanto você está ausente emocionalmente na relação. Inversamente, sua amiga não ligou depois que você lhe enviou três mensagens ontem? Ela não deve se importar muito com a amizade de vocês. Ao diabo com ela!

As histórias brotam fortes e claras assim que sentimos a mágoa. Tentamos racionalizar, analisar e explicá-las de modo que apoiem nossa vitimização ou superioridade. Afinal, é mais fácil achar defeitos em outra pessoa do que compreender as feridas dentro de nós. Meu pai identificava a motivação para o seu comportamento da seguinte forma:

Existe um forte anseio dentro de nós para nos vermos como ferramentas nas mãos de outros e, assim, livrar-nos da responsabilidade por ações que são motivadas por nossos impulsos e inclinações questionáveis.

Como não criar uma narrativa e desviar a culpa? Como saber qual é a nossa e qual é a dos outros? Primeiro: comece a partir da neutralidade. Esvazie a xícara! Sem criar uma história em torno da situação, o que realmente aconteceu? Em seguida, abra-se para a possibilidade de que talvez não saiba a resposta completa. Então, duas palavras: *sinta* e *fale*.

Se tiver assumido a condição de eterno estudante e tiver feito o trabalho de pesquisa a fim de se conhecer, então o processo ficará mais fácil porque já conhece algumas das suas histórias e mágoas, como também alguns dos seus pontos fracos e fortes. Mas, se ainda não chegou aí, pare por um momento e sinta profundamente dentro do seu corpo. Essa parece ser uma questão sua ou está adotando a de outra pessoa? Ou é um pouco de cada? Como saber a diferença? Tente ser objetivo. Não julgue ou rotule como certo ou errado. Tenha discernimento. Recue um pouco e pergunte a si mesmo qual parte desse padrão ou dessa história lhe parece familiar? Ouça a linguagem dos seus pensamentos. Você está culpando? Ou criticando? Você se vê como o herói da história e a outra pessoa como vilã?

Se ainda não tem certeza, abra a boca e fale. Na situação sobre seu relacionamento, procure conversar: Você sente uma conexão comigo? Você gosta de fazer sexo comigo? E com a amiga: Está acontecendo alguma coisa com você que a impede de responder minhas mensagens? Está tudo bem? Ou pode fazer um pedido: Você poderia me mandar uma confirmação, só para eu saber se recebeu minha mensagem e vai me responder mais tarde. Dois dos quatro compromissos de Don Miguel Ruiz são "não faça suposições" e "não leve nada para o lado pessoal". Talvez você venha agindo de forma desagradável e não tenha percebido. Ou sua amiga está passando por um dia ruim sem nenhuma relação com você. Como vai saber o que está acontecendo se não se conectar?

Se não se sentir à vontade para se comunicar diretamente e perguntar aquilo que quer saber, investigue o porquê dessa restrição. Vi um *meme* na internet que me intrigou. Ele dizia: "Ter medo de pedir algo de que precisa é uma reação traumática" (autor desconhecido). Pense nisso. Em que momento você sentiu como se suas necessidades e vontades não estivessem sendo levadas em conta? Por que se sentiu assim? Descubra e desfaça esse nó.

Em última instância, sofremos porque colocamos a responsabilidade por nossa paz e felicidade fora de nós. Pensamos que nos sentimos bem ou não em função de outras pessoas e eventos. Nós nos agarramos a pessoas, coisas e acontecimentos e atribuímos a eles a qualidade de serem atraentes (quero isto) ou não (não quero isto), o que lhes confere poder sobre nosso mundo interior – segurança, confiança, contentamento.

Meu pai dizia: "A maioria [das pessoas] costuma desafiar [e culpar] porque se sente insegura e quer usar um embate como meio para atingir algum objetivo desconhecido".

Então, reconheça essa insegurança e procure saber qual é o objetivo que tem dentro do coração. Investigue as feridas. Está culpando alguém por algo presente em você? Está dando aos outros o benefício da dúvida em relação às reações delas e procurando descobrir o que realmente está acontecendo, ou apenas sai para o ataque ou se afasta? Observe e aprenda a partir daquilo que projeta no espelho do relacionamento. Tudo o que precisamos saber está lá para nós se tivermos a coragem de entrar no ringue e lutar.

Assuma seus próprios problemas

Aceitar que a pessoa no espelho do relacionamento no final é sempre você e abdicar do jogo da culpa significa assumir seus próprios problemas, o que exige ser honesto em relação a como se mostra para o mundo – o que você permite, aceita e reproduz.

Algum tempo atrás, eu estava em uma relação intermitente que se estendia havia muitos anos e me fazia sentir desvalorizada e insatisfeita, mas para a qual eu continuava a voltar. Ele dizia o quanto me amava e prometia mundos e fundos sobre coisas que faríamos, lugares a que iríamos. As palavras eram convincentes, mas, quando as ações não correspondiam a elas, eu ficava confusa. Ele não diria que gostaria de fazer todas aquelas coisas comigo se isso não fosse verdade, não é mesmo? Ele diz que me ama, então ele apenas não deve saber *como* me amar! Assim, preciso mostrar isso a ele sendo superamorosa e lhe dando..., não é mesmo? E daí ele vai saber como agir.

Eu imaginava que poderia servir como modelo da atenção que desejava receber (sem realmente ter pedido por ela) e, pelo exemplo, ele o adotaria, e isso provaria meu valor. Eu sentia que, se conseguisse pelo menos que aquele homem me desse atenção da maneira que eu queria sem ter de pedir por isso, de algum modo eu me legitimaria como especial. Procurava por alguém que me valorizasse em vez de eu mesma me apoiar e valorizar. Isso lhe parece familiar?

Talvez o que acabou acontecendo não seja uma grande surpresa: aquele homem continuou a não me dar atenção nem apoio apesar do que dizia, e eu voltava a romper a relação repetidas vezes. Até que terminou definitivamente depois de um confronto marcado por evasivas para me enganar, quando então o acusei de não me valorizar e me rejeitar. Dito assim dá a impressão de que me sentia magoada e com razão. Mas quem realmente estava desvalorizando e culpando? Quem estava colocando em questão dar ou não atenção? A fim de curar e deixar para trás esse padrão, precisei assumir a responsabilidade por aquilo que tinha permitido, e de como eu tinha falhado em me apoiar. Eu é que não tinha me valorizado. Não tinha cuidado de mim mesma. Ele estava apenas devolvendo meu reflexo. Isso não quer dizer que o comportamento dele era correto, mas também não me absolve.

O que se seguiu foi um dos mais profundos trabalhos pessoais que já fiz. Depois de muita raiva e desapontamento (embora compreensíveis, não serviam para me ajudar a curar ou crescer), eu deveria olhar para dentro de mim e descobrir como tinha me permitido ficar tão para baixo e como a relação tinha brotado das minhas mágoas e questões pessoais. Era uma percepção difícil, mas levou a uma sensação mais profunda de amor-próprio, autoestima, gratidão e de lições finalmente aprendidas que não precisariam ser repetidas em outro relacionamento. Depois de assumir minha responsabilidade e curar essa área da minha psique, comecei a usufruir de mais paz e contentamento do que jamais tinha experimentado até aquele momento. Nunca me senti tão inteira.

Só que eu não teria chegado até aí se tivesse continuado a jogar o jogo da culpa e a agir como se meus problemas não existissem. E havia muita culpa para entrar em jogo – então fiz exatamente isso por um bom tempo, acredite. A verdade é que esse era o padrão que eu vinha repetindo em meus relacionamentos até aquele momento. Era apenas um aroma diferente da mesma coisa. Tinha saído de outros relacionamentos que não estavam funcionando, mas não tinha aprendido a lição porque me recusara a olhar no fundo do espelho para o verdadeiro responsável – eu. Não estava assumindo meus problemas. Depois de mais um período nesse padrão de relacionamento, era hora de me perguntar por que isso estava acontecendo, olhar firmemente para os meus medos e mágoas e, por fim, me aceitar, me perdoar e passar para outro patamar.

Muitas vezes ficamos presos à autocrítica e à justificação dos nossos erros e deficiências, mas, como já disse antes, fazer isso não gera cura nem paz interior. Não há nada de errado com erros, falhas ou duras realidades. Às vezes, precisamos deles para ter um contato real com nós mesmos. Como descobri com essa experiência, era tempo de dar uma boa olhada nas autojustificações passadas, na imagem que eu fazia de mim dentro do meu coração e da minha alma e enxergar o que realmente estava no meu interior. Era o momento de ter mais sensibilidade nos meus relacionamentos para conseguir uma imagem melhor da minha relação comigo mesma.

Não é vergonha ser nocauteado por outra pessoa. O importante é, quando estiver caindo, perguntar: "Por que estou sendo nocauteado?" Quando uma pessoa reflete dessa maneira, então há esperança para ela.

Comunicação verdadeira, relacionamento verdadeiro

Mesmo quando meu pai estava criando a arte do *jeet kune do*, ele continuava a praticar um exercício básico de *wing chun* chamado *chi sao*, cuja tradução é "mãos agarradas". Nesse tipo de treinamento de sensibilidade, dois praticantes mantêm contato com os antebraços um do outro enquanto executam técnicas. Eles ficam atentos às mudanças de pressão e impulso para conseguirem perceber quando há uma oportunidade de atacar e quando precisam conter com precisão os movimentos do oponente, com a rapidez e a reação adequadas. Esse exercício é praticado muitas vezes com os olhos vendados, para os oponentes ficarem sintonizados com as sensações e os movimentos um do outro. O treino demanda o cultivo de reações muito rápidas e da habilidade de praticamente ler a mente do oponente.

No *chi sao*, os praticantes rotacionam os braços lado a lado em um movimento circular, sem aliviar a pressão nos antebraços e sem parar o movimento. Eles continuam a trocar energia para a frente e para trás, enquanto sentem o que o outro está dando e tentando reagir hábil e imediatamente. Essa é uma relação em que há uma ligação verdadeira, em que os dois lados se encontram em total comunicação, contato e

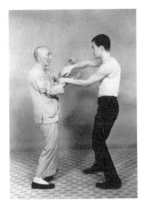 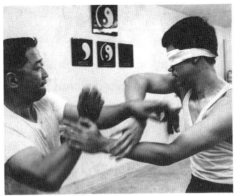

sensibilidade, e em que os dois lados estão impulsionando um ao outro. É um exercício que exige grande atenção e presença, mas que também prepara o lutador a fim de encontrar a abertura pela qual vai agir.

Como devemos agir ao encontrar uma pessoa ou uma situação desafiadora? Desviamos delas e as evitamos? Talvez. Quando se trata de alguém ou de alguma coisa com que não estamos envolvidos, sim; talvez isso seja bom. Mas e se fizer parte de um dos nossos relacionamentos mais intensos e despertar uma grande mágoa? O que acontece se a oposição que estamos enfrentando está dentro de um relacionamento muito próximo em que os riscos são emocionalmente altos e não queremos simplesmente nos afastar? Como meu pai escreveu:

> Em vez de contrapor força pela força, é preciso completar o movimento de oposição ao aceitar o fluxo da sua energia e derrotá-lo ao emprestá-la dele. Essa é a lei de adaptação.

Nas artes marciais, essa "lei" podia assemelhar-se à ideia de usar o movimento do golpe de alguém para criar uma brecha para sua própria ação. Como no exercício de *chi sao*, isso significa estar tão sintonizado à energia do oponente que você consegue sentir a oportunidade para responder de imediato. Em uma situação de desafio pessoal, é possível emprestar a energia que a pessoa ou a situação está lhe dando e ajustar isso à resposta apropriada. Digo "resposta apropriada" porque, diferentemente de uma luta, aqui não estamos procurando por uma abertura pela qual possamos golpear o outro. A abertura que procuramos é aquela em que seja possível responder de forma sincera e adequada a esse parceiro de treino em particular. Por último, procuramos também ficar abertos para aprender algo importante sobre nosso parceiro, nós mesmos e a situação.

Vamos voltar ao exemplo da pessoa com quem eu estava saindo, que dizia todas as coisas certas, mas não abria espaço para o nosso relacionamento. No início, usei a força para me opor – fiquei furiosa. Primeiro, tentei que ele tomasse conhecimento de mim exigindo sua atenção de maneira mesquinha e, depois, escancarando minha dor. Tudo o que consegui foi que ele se retraísse e oferecesse mais resistência, por que quem vai querer um relacionamento com uma pessoa mesquinha e raivosa? Estava indo de encontro às suas barreiras com a minha agressão (força contra força). Finalmente fiz a coisa certa e aceitei a situação emprestando dele o que ele estava me dando (força se adapta à força) e me desviei. Assim, a água flui ao longo da barreira e em uma profundidade maior. Era o melhor movimento, porque preservava minha dignidade e minha energia, reforçava meu sentido de identidade e me tirava de uma situação impossível. Eu estava me cuidando em vez de arranjar alguém para fazer isso por mim. E terminei nossa relação com a energia que ele estava dando a ela – a energia da retirada.

Isso só foi possível quando aceitei qual era meu reflexo no espelho do relacionamento. As lições que segui aprendendo sobre mim só aconteceram quando olhei honestamente para aquilo que eu tinha levado para a relação. Eu me transformei e me curei, não evitando a situação, mas me relacionando diretamente com ela, e me encontrei nesse processo.

Gosto da citação a seguir porque ela fala do quanto nos refletimos nas coisas que enfrentamos ao longo da nossa vivência. Enfrentamos o mundo diariamente, o dia todo e, se soubermos como olhar isso, se conseguirmos ouvir nossas histórias e como estamos reagindo a tudo, então descobriremos que o que enfrentamos é nosso: amor, dor, cura, o que gostamos e desgostamos, crenças e muitas outras coisas. Vamos descobrir que enfrentamos a nós mesmos.

Eu e o mundo estamos em correlação ativa. Sou aquele que vê o mundo, e o mundo é aquele que é visto por mim. Se não houvesse coisas para serem vistas, pensamentos para serem imaginados, eu não veria, pensaria ou imaginaria. Não extraio conhecimento de mim mesmo exceto se levar em conta os objetos, aquilo que me rodeia. Não penso a não ser que pense em "coisas" – e aí me encontro.

Não existe eu

Viver é um processo constante de relacionamento; então saia da concha e relacione-se diretamente com o que está sendo dito. Não decida que "isto é isto" ou "aquilo é aquilo". Aprenda a investigar tudo de agora em diante. A unicidade da vida é uma verdade que pode ser totalmente compreendida quando a noção falsa de um eu separado – cujo destino você considera à parte do todo – for eliminada para sempre.

Usamos a palavra *oponente* neste capítulo ao tratar da pessoa com quem nos relacionamos, mas o que realmente importa é um relacionamento simbiótico entre mim e aquilo que percebo como estando fora de mim. E estamos descobrindo que "fora de mim" também faz parte de mim, porque o mundo e eu estamos sempre em correlação ativa – portanto não existe "fora de mim". Em vez disso, como o princípio de *yin-yang*, não existem opostos reais, apenas complementos. "Quando nos prendemos ao núcleo, os lados opostos são os mesmos se vistos a partir do centro de um círculo em movimento." Meu pai também usou outras palavras para expressar isso: "Mudar com mudanças é o estado imutável". Ou seja, quando expresso meu eu verdadeiro e me movimento com o mundo em vez de ir contra ele, a mudança se torna algo que flui em vez de resistir.

Ao olhar nossos "oponentes", não devemos ter medo de revelar nosso eu verdadeiro e deixá-lo ser visto. E, ao ficarmos bem à vontade em nossa própria pele vulnerável e real, começamos a deixar que os outros também desfrutem da sua identidade real. Se fizermos o trabalho de compreender quem somos, cada vez mais nos prenderemos ao nosso núcleo e veremos os pontos de vista opostos mais como complementos do que como censuras. Não se esqueça, os opostos nos isolam e criam falsas distâncias. Na verdade, não existe distância – tudo está ligado como o movimento de uma onda.

Você se lembra da última parte da origem da história do meu pai com a água, quando ele estava em um barco? Um pássaro voou e lançou seu reflexo sobre a água, e naquele momento ele percebeu que, quando estivesse diante de um oponente, o que precisava fazer era sentir seus sentimentos e pensar seus pensamentos, deixando-os passar em seguida como um reflexo em vez de se prender a eles. E disse: "Os pensamentos e as emoções que tivesse diante de um oponente não deveriam passar do reflexo de um pássaro sobrevoando a água? [...] não ser uma pessoa sem emoção ou sentimentos, mas ser aquele em que os sentimentos não ficam presos ou bloqueados".

Não seria maravilhoso? Ser capaz de ter sentimentos e pensamentos e deixar os outros terem seus sentimentos e pensamentos? Ser capaz de compartilhá-los sem ter de defendê-los ou usá-los contra outra pessoa? As pessoas apenas se aproximariam, compartilhariam e iriam embora, ambos ilesos – talvez tendo aberto os olhos um do outro para algo novo. E, se o relacionamento de algum modo for tóxico, você poderá se afastar ileso e deixar a outra pessoa conservar os sentimentos e pensamentos dela a uma distância segura.

Pense comigo na possibilidade de manter um relacionamento com outras pessoas desta maneira: imagine uma lua cheia brilhando sobre um lago de águas tranquilas. De um lado, a água, do outro, a lua. Como uma reflete a outra, perceba que uma torna a outra mais resplandecente.

Enquanto a água exibe o brilho da lua, a lua mostra a claridade da água.

5

As ferramentas

Não temo o homem que exercitou dez mil chutes de uma vez.
Mas tenho medo do homem que praticou um chute dez mil vezes.

Qual é o seu *kung fu*?

Neste capítulo, começaremos a ser mais prescritivos. Quais ferramentas concretas podemos usar para incorporar e integrar os princípios que estamos aprendendo? Como traduzir conceitos em verdadeiras habilidades? A resposta é simples: prática constante. Adoraria lhe dizer que existe um feitiço que o faria ser como a água, mas, como a citação acima indica, precisamos praticar um chute dez mil vezes até que ele se torne uma segunda natureza. Antes, porém, vamos identificar nosso próprio *kung fu*.

A tradução literal de *kung fu* é habilidade alcançada por meio de trabalho duro e disciplina. A tradução exata do termo não tem ligação com as artes marciais, embora ele tenha sido associado às artes marciais chinesas ao longo dos séculos, dado o trabalho duro e a disciplina exigidos para se tornar um mestre. Dito isso, é possível ter bom *kung fu* em tudo: *kung fu* da matemática, *kung fu* da maternidade, *kung fu* de falar em público. Você entendeu. É possível também ter *kung fu* da vida ou *seu próprio kung fu*. Uma simples necessidade posta em prática. Então, qual é o seu *kung fu*, ou o que você quer que ele seja?

Se estiver interessado em cultivar potencial, autoatualização e fluência, é porque existe uma parte sua que acredita na energia do espírito (sua vitalidade) que reside em seu corpo e as possibilidades que ela guarda para você. Não estaria lendo este livro se já não tivesse essa motivação em algum lugar dentro de si. Existe uma parte sua que deseja algo mais da vida. Uma parte que sonha se sentir completamente vivo, alegre e impactante de uma forma positiva, não importa quanto medo ou dúvida possa ter.

Seja qual for o seu *kung fu*, este capítulo vai apresentar uma série de ferramentas e exercícios que podem tirar você do seu trajeto e iluminar o caminho à frente. Que vão ajudar a expandir sistematicamente sua energia da ideia à execução, para que possa criar uma versão sua viva e centrada, que você sempre soube estar escondida bem perto da superfície. E, como Bruce Lee nos mostrou, o primeiro passo para o crescimento é a ação.

Não consigo parar, não vou parar

Em 27 de março de 1968, meu pai deu 500 socos com a mão direita seguidos por 250 com a mão esquerda. Depois disso, fez uma série de exercícios abdominais – 7 de cada: com as pernas levantadas, sentando-se e inclinando-se para os lados. Mais tarde, fez mais um treino de socos – outros 500 com a mão direita e 250 com a esquerda. Pedalou 3 quilômetros (em 7 minutos) e, em seguida, mais uma série de 500 socos com a mão direita. Na sequência, treinou com Ted, Herb e alguém chamado Dave, às 19h30. E o dia anterior tinha sido parecido – incluindo uma corrida de 1,5 quilômetro com minha mãe. Como fiquei sabendo disso? Ele registrava seu planejamento diário.

Bruce Lee mapeava seu progresso. Ele estabelecia metas. Criou lembretes, exercícios e ferramentas para o seu crescimento – físico, mental e espiritual. Se não tivesse uma ferramenta específica, ele a criava (ou alguém criava para ele). Se estivesse inseguro sobre o que funcionaria, ele experimentava e observava os resultados até encontrar a melhor forma de seguir adiante. Era criador e inventor, parte artista, parte cientista – um verdadeiro homem da Renascença.

Quando meu pai começou a acrescentar exercícios de treino funcional à sua rotina de arte marcial, ele passou a levantar pesos. Ele tinha um amigo chamado Allen Joe, que era fisiculturista profissional, a quem pediu que lhe mostrasse alguns exercícios. Começou a implementar essas técnicas e conseguiu resultados, mas percebeu que, ao mesmo tempo que ficava mais forte, estava desenvolvendo uma musculatura volumosa por causa do tipo de exercícios que estava fazendo, e isso o deixava mais lento nas técnicas de artes marciais. Ele, porém, não abandonou completamente o levantamento de peso, apenas fez alguns ajustes. Bruce Lee enxergava os benefícios dos halteres; só precisava incorporá-los à sua rotina de um modo que servisse ao seu objetivo e funcionasse especificamente para ele. Começou, então, a usar pesos mais leves com mais repetições e depois passava para o treinamento isométrico (levando à falha muscular o mais rápido possível), até obter uma rotina que rendesse os resultados que procurava – um corpo forte e magro que conseguisse reagir instantaneamente.

Vamos esclarecer uma coisa, Bruce Lee não foi uma promessa nem estava destinado a se tornar um fenômeno. Sim, ele tinha excelente coordenação física e uma mobilidade inata, mas também foi um menino muito míope, doente e franzino. Tinha uma perna mais curta que a outra e foi dispensado do serviço militar por seu problema de vista e outros defeitos físicos julgados como limitantes. Quando jovem, seu temperamento o fez ser expulso de uma escola após a outra e quase o levou a fazer parte de gangues, ser preso, ou coisa pior.

Bruce Lee era fenomenal porque trabalhou incansavelmente. Sim, ele tinha boa matéria-prima básica, mas sem trabalhar duro ele não teria sido um ícone mundial. E todos nós também temos um pouco disso. Faço questão de salientar porque às vezes as pessoas pensam que Bruce Lee era só talentoso, isto é, extraordinário de uma forma que não somos. Se isso for verdade, um dos seus extraordinários talentos era seu trabalho ético e seu posicionamento. E isso, meu amigo, pode ser cultivado!

Ouvi histórias e mais histórias sobre como meu pai estava sempre treinando, alongando, escrevendo, lendo, ensinando, trabalhando, então precisei perguntar à minha mãe se ele alguma vez ficava sem fazer nada. E (para meu desgosto) ela disse: "Não". Mesmo quando estava lendo um livro ou assistindo a uma luta na tevê, ele se alongava ou fazia alguma atividade. Ele usava escadas em vez de elevador, mas, se precisasse esperar um elevador, ele se abaixava e fazia flexões até que chegasse. Pois é, assim era o meu pai!

Você pode pensar que ele era motivado por sua paixão ou obsessão, ou talvez tivesse uma percepção do seu relógio biológico e soubesse que seu tempo era limitado. Pode classificá-lo como quiser, mas ele tinha um fogo interior e lhe dava atenção. E não só cuidou dele como atiçou suas chamas ao criar métodos práticos para incentivar seu crescimento e sua intensidade. Ele não se deixaria deter por falta de imaginação ou de esforço em sua busca pela realização do seu potencial e dos seus sonhos. "Saber não é o bastante", ele disse. "Precisamos aplicar. Não é suficiente querer, devemos fazer."

Então, sim, se Bruce Lee tivesse nascido super-homem, teria sido a motivação de super-homem que o levaria a exceder a dos meros mortais. E, apesar de pensar que não se pode cultivar a motivação, você está errado. Com certeza, pode. Mas é necessário se esforçar; vai precisar se exercitar consistentemente. Como já disse, este capítulo traz algumas das ferramentas que ele usava para exercitar tanto o físico quanto a alma. Ao dar uma espiada nessas ferramentas, vai enxergar o processo dele e descobrir se alguma das abordagens sistemáticas que ele usou é capaz de ajudar você a cultivar a si próprio e com motivação.

A lista que se segue não é exaustiva, e as ferramentas tratadas neste capítulo têm propósito utilitário; o grande tema existencial vem depois. A única coisa que realmente precisa saber é isso: as ferramentas não funcionarão se a intenção de se transformar e de se comprometer a encontrar o seu caminho não estiver presente. Pegue-as ou deixe-as, mas a estrada é sua para caminhar.

Ferramenta nº 1 – Definir um objetivo

Em 1969, meu pai escreveu um documento intitulado "Meu principal objetivo". Era uma só página escrita à mão que declarava:

> Eu, Bruce Lee, serei o primeiro *superstar* oriental mais bem pago nos Estados Unidos. Em troca, vou oferecer as *performances* mais emocionantes e apresentar o melhor desempenho que um ator pode oferecer. No começo de 1970, conseguirei fama mundial e, daí em diante até o final de 1980, possuirei US$10.000.000. Viverei da maneira que eu gosto e alcançarei harmonia interior e a felicidade.

My Definite Chief Aim

I, Bruce Lee, will be the first highest paid Oriental super star in the United States. In return I will give the most exciting performances and render the best of quality in the capacity of an actor. Starting 1980 I will achieve world fame and from then onward till the end of 1980 I will have in my possession $10,000,000. I will live the way I please and achieve inner harmony and happiness

Bruce Lee
Jan. 1969

O documento está assinado por ele e datado de janeiro de 1969. Isso é que é estabelecer metas significativas. Ele morreu antes de ser capaz de alcançar os 10 milhões de dólares, e foi por volta de 1973 que ele conseguiu ter fama mundial, embora ainda se possa dizer que começou a trabalhar nessa direção com ótimos resultados em 1970, quando fez seu primeiro filme em Hong Kong. Dito isso, eu diria que ele fez um excelente trabalho nos poucos anos que teve.

Você tem um *grande* objetivo ou sonho? Não tem importância se não tiver, não é obrigado a ter. Eu não tenho, não um de verdade. Se eu tiver, é algo totalmente nebuloso e grandioso como "mude o mundo para melhor". Tenho uma porção de pequenos objetivos concretos que talvez se reúnam um dia para formar um grande e decisivo propósito. Mas, se você tiver um grande objetivo ou sonho, escreva-o com toda a clareza e o energize.

O que eu pretendo dizer com energizá-lo? Em livros sobre "a lei da atração" como *O segredo*, repete-se inúmeras vezes que você deve acreditar em seu objetivo como se ele estivesse acontecendo agora. O que pode ser difícil, porque, como seres práticos, uma parte de nós não acredita nisso e pode usar a lógica para lutar contra, e então a lei de atração parece não funcionar. Em vez disso, sugiro que energize seu objetivo deixando que ele o entusiasme novamente todas as vezes que pensar nele. Ele deve recarregá-lo, fazer seu coração bater um pouco mais rápido ou sua imaginação disparar. Assim, sempre que voltar a ele, recupere o entusiasmo, alegre-se com o sonho. E, então, use essa empolgação para se energizar ao longo do percurso que vai percorrer para chegar lá. Em outras palavras, viva dentro da possibilidade de realizar seu objetivo maior.

Um objetivo dessa importância deveria ser muito claro para você. Se não estiver, será difícil trabalhar para alcançá-lo e, logicamente, para atingi-lo. Não fique preso ao "como" do objetivo, ou seja, os passos exatos que deve dar para chegar lá; isso pode não se desenrolar da forma que espera. Ele pode ser desviado ao longo do caminho – assim, em vez de se prender à exatidão do "como", fique com a clareza e a energia da sua visão ampla e permaneça aberto à possibilidade de que o caminho venha a sofrer reviravoltas imprevistas no desenrolar da jornada. Embora o objetivo possa se modificar um pouco, a clareza e a energia devem permanecer.

Mesmo antes de o meu pai ter escrito suas metas, ele já sabia muito bem o que desejava realizar. Em 1962, aos 21 anos, ele escreveu uma longa e lúcida carta a um amigo da família em Hong Kong chamado Pearl Tso. Depois de passar alguns anos nos Estados Unidos, meu pai percebera que as artes japonesas como o caratê e o judô eram populares naquele país, enquanto o *kung fu* chinês não era. Percebendo a possibilidade de uma grande abertura para divulgar a arte e a cultura que amava, meu pai expôs sua visão de uma trajetória como professor de *kung fu* nesta carta a Pearl:

Meu objetivo é fundar a primeira Escola de *Gung Fu*, que mais tarde vai se espalhar pelos Estados Unidos. (Estabeleci um limite de tempo de dez a quinze anos para completar todo o projeto.) Minha intenção não é só ganhar dinheiro. São muitos os motivos, entre eles: tenho prazer em fazer o mundo conhecer a grandeza dessa arte chinesa; gosto de ensinar e ajudar pessoas; gosto de ter uma casa bem montada para minha família; gosto de criar alguma coisa; e o último, mas um dos mais importantes, é que o *gung fu* faz parte de mim. [...] Neste momento, consigo projetar minhas ideias para o futuro. Posso ver adiante. Sonho (lembre-se de que sonhadores práticos nunca desistem). Posso não possuir nada agora além de um lugarzinho em um porão, mas assim que minha imaginação estiver a todo vapor, posso ver pintado na tela da minha mente um quadro com uma linda e grande Escola de *Gung Fu* com cinco ou seis andares e filiais em todo o país. Não desisto facilmente, e já me vejo superando obstáculos, vencendo contratempos, atingindo objetivos "impossíveis".

Podemos ter um minuto de pausa para admirar sua clareza cristalina? Ele diz o que quer fazer e o porquê, ele fala sobre o que vibra e alimenta sua alma e estabelece uma linha de tempo clara para seus objetivos ao mesmo tempo que reconhece as dificuldades que surgirão adiante. Lindo. E claro.

Clareza de propósito é importante não apenas porque nos faz mover adiante com um plano de ação, mas porque, quando surgem obstáculos (e eles sempre surgem), precisamos da intensidade e da clareza do objetivo que anima nossa alma para não perdermos o rumo diante das dificuldades ou sermos desestabilizados por pessoas bem-intencionadas à nossa volta, mas que veem as coisas diferentemente de nós. A clareza nos ajuda a assumir o objetivo.

Se trabalhar para se conhecer, o conhecimento profundo de quem é vai ajudar você a se manter firme e (como meu pai gostava de dizer) "funcionar a partir da sua origem". E cultivar esse centro claro vai gerar o sentimento de segurança, certeza e positividade – principalmente quando o andamento do projeto fica difícil ou quando decide que é tempo de mudar as coisas ou passar para outra etapa. Saber quem é você, o que quer e o que ama vai ser sempre útil. E, então, ter objetivos e sonhos claros vai estabelecer uma trajetória direta da qual você não será facilmente demovido.

Ter clareza às vezes pode ser apenas metade da batalha. Se não conseguir sentir o sonho no coração e vê-lo pelos olhos da mente, ele pode não ser o seu sonho. Pode ser o de outra pessoa. O seu sonho deve ser capaz de entusiasmar e atrair você. Deve fazer valer a pena todo o trabalho difícil e as possíveis lutas pelas quais vai passar, porque ele é todo seu.

Ferramenta nº 2 – Agir

Meu pai tinha um pôster na parede do escritório. Anos mais tarde, depois que faleceu, o mesmo pôster ficou pendurado na parede do quarto do meu irmão quando ele era adolescente; agora está na parede do meu escritório e me faz sorrir todas as vezes que olho para ele. É um pôster muito popular dos anos 1970, quase completamente em preto e branco, que mostra dois abutres de histórias em quadrinhos pousados em um galho de uma árvore morta olhando para uma paisagem árida e desértica. Há um esqueleto de boi no chão e nenhuma coisa viva à vista. No pôster, um abutre está voltado para o outro dizendo: "Paciência, uma figa! Vou matar alguma coisa!"

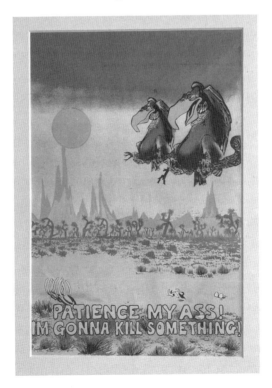

Esse pôster é a *cara* do meu pai. Embora ele acreditasse em paciência, gentileza e capacidade para produzir, como veremos em breve, ele também não marcava bobeira ou desperdiçava tempo. Ele ia fazer tudo o que pudesse para seguir seu rumo, e, se isso exigisse algumas medidas extras, ele as tomaria. Se alguma ação não desse certo, ele não passava horas batendo a cabeça na parede nem continuava a se esforçar por algo que não estava funcionando. Na mente dele, por que esperar por alguma coisa que talvez nunca aconteça se pode ser capaz de torná-la real? E como vai saber se teria conseguido realizá-la se nunca tivesse tentado?

O que era notável em Bruce Lee era justamente o quanto ele era de fato um homem de ação. O que não quer dizer que ele não sonhava. Na verdade, ele tinha grandes sonhos e dava duro para alcançá-los. Um dos seus mantras era: "Seja um sonhador prático sustentado pela ação". E não se prenda à palavra "prático". *Prático* aqui significa que você acredita que seu sonho é possível. Para Bruce Lee, ser um autêntico e poderoso protagonista chinês na Hollywood preconceituosa dos anos 1970 era um sonho possível.

Quando temos sonhos e objetivos que não perseguimos, nós estagnamos. Nosso cérebro, porém, não para de pensar nem nosso corpo deixa de sentir, e nos enchemos de pensamentos e sentimentos com os quais não estamos fazendo nada – e então paralisamos. E, como estamos paralisados, começamos a acumular um monte de evidências de que não somos capazes de realizar ou de que não merecemos nossos sonhos, e passamos a abandoná-los. No entanto, quando agimos, mesmo que em pequena escala, ao escrever um objetivo no papel e ao dar o primeiro passo, por exemplo, começamos a reunir energia para seguir em direção aos nossos objetivos. Ação gera mais ação. Até a lei da inércia sustenta isso. Você se lembra de Newton? "Um objeto em repouso permanece em repouso e um objeto em movimento permanece em movimento." Seja o objeto em movimento.

Assim que percebemos que desejamos perseguir um objetivo ou cultivar uma prática, precisamos nos dedicar às ações que escolhemos executar. Como fazer isso? Comece por deixar claro o que quer fazer por meio da ferramenta nº 1. Defina um objetivo. E, se não tiver clareza absoluta em relação aos grandes lugares que deseja ir, pode começar com pequenas ações (ou dando os primeiros passos) em direção às pequenas coisas que deseja a fim de, no final, enxergar claramente o objetivo maior. Você quer fazer algo importante, mas não consegue nem mesmo manter seu apartamento limpo? Então comece limpando o apartamento. O que mais está bloqueando seu caminho? Ataque isso em seguida. Não importa o quanto pareça tolo ou alheio, lide com o que o incomoda. Aumente sua confiança para poder então tomar conta do seu negócio e resolver seus problemas. Às vezes sinto como se meu dia tivesse sido um sucesso total quando consigo dar um jeito de ir ao mercado.

Assim começamos. Praticamos. Experimentamos. Tentamos fazer coisas – e com a postura correta. Meu pai dizia: "Se pensar que uma coisa é impossível, vai torná-la impossível. O pessimismo deixa sem corte as ferramentas de que precisa para ser bem-sucedido". A má postura o retarda e inibe sua capacidade de ter sucesso em sua empreitada.

Você pode sempre alterar o modo de ação à medida que tentar coisas e obtiver resultados dos seus experimentos. Afinal, estar presente na jornada significa ter consciência suficiente para saber quando uma determinada direção não está funcionando. Contudo, se não estivermos presentes e conscientes *e* adotarmos uma postura negativa, então vamos permanecer confusos e dispersos durante a caminhada. Quando não agimos com clareza e não estamos presentes, não colhemos os benefícios da força e da confiança que deveríamos obter das ações que escolhemos executar. Algumas vezes, a parte mais difícil de agir é fazer o primeiro movimento. Pensar em fazer algo não é a mesma coisa que fazê-lo. É preciso ter força de vontade para sair do sofá, e algumas vezes a paralisia é tão grande que você não consegue se obrigar a ir à academia, independentemente do quanto deseje entrar em forma. Logo falaremos mais sobre força de vontade, mas vamos refletir que o que pode estar nos detendo é nosso apego a resultados e o que eles demonstram sobre nós quando não os alcançamos. Pode parecer mais simples não tentar do que tentar e falhar. Não existirá a vergonha de falhar se, em primeiro lugar, nunca tiver tentado, não é verdade? Infelizmente, você ainda terá que viver consigo mesmo, e a sensação de estar pregado em um lugar é terrível. Em vez disso, vamos falar de algumas coisas que nos motivem a agir rumo aos nossos sonhos. Como dizia meu pai: "Em grandes tentativas, até falhar é glorioso".

Na ferramenta nº 1 deste capítulo, falamos a respeito de permanecer conectado à energia do objetivo principal e deixar que ela religue você sempre que ficar preso. Isso se mostra útil quando se trata de dar a partida em uma ação. No capítulo dois, falamos sobre esvaziar a xícara e permanecer neutro. Se não existir certo ou errado ou julgamento em relação a isso e aquilo, não haverá necessidade de se punir porque não existe ganho nem perda. Quando percebe que não fez o que desejava fazer, apenas faça a si mesmo um discurso animador e comece de novo como se o passado fosse, bem, passado. Todo momento é um momento novo para nos reerguermos e recomeçarmos. Lembre-se de que a prática não nos faz perfeitos;

ela nos torna *melhores*. Pare de se prender a resultados e permaneça comprometido com o caminho. E, quando tropeçar, levante-se e comece mais uma vez.

"A ação é uma autoestrada para a autoconfiança", meu pai dizia. Realize uma ação pequena, deixe que ela lhe transmita confiança, e deixe a confiança criar energia para realizar mais ações – e, do degelo, vai se formar um rio.

Ferramenta nº 3 – Afirmar positivamente

Você provavelmente já ouviu falar de afirmações positivas – frases repetidas todos os dias para serem incorporadas. Meu pai usava afirmações positivas como parte da sua prática. Entre seus textos estavam sete afirmações que ele trabalhava com o objetivo de cultivar um ecossistema do estado mental/emocional para si enquanto se movimentava ao longo do dia. Ele as carregava por toda parte em sua caderneta de anotações ou em cartões laminados que tirava de tempos em tempos para consultar.

Estas são suas sete afirmações positivas:

Memória
Reconhecendo o valor de mente e memória alertas, incentivo minha mente a ficar alerta, imprimindo claramente na memória todos os pensamentos que quero lembrar e associando-os a temas relacionados que posso trazer à mente com frequência.

Subconsciente
Reorganizando a influência do meu subconsciente sobre minha vontade, submeterei a ele o quadro claro e definido do meu

objetivo maior, e de todos os objetivos menores que me levem ao objetivo maior, e manterei esse quadro constantemente em meu subconsciente ao repeti-lo todos os dias.

Imaginação
Reconhecendo a necessidade da existência de planos e ideias para a realização dos meus desejos, desenvolverei minha imaginação pedindo todos os dias a ajuda dela para construir meus planos.

Emoção
Percebendo que minhas emoções são tanto positivas quanto negativas, formarei hábitos diários que incentivem o desenvolvimento de emoções positivas e me ajudem a converter as negativas em alguma forma de ação útil.

Razão
Reconhecendo que minhas emoções positivas e negativas podem ser perigosas se não forem orientadas para finalidades desejáveis, submeterei todos os meus desejos, metas e objetivos à faculdade da razão e serei guiado por ela para expressá-los.

Consciência
Reconhecendo que minhas emoções muitas vezes pecam por excesso de entusiasmo e minha razão nem sempre tem o calor necessário para me fazer capaz de unir justiça com compaixão em meus julgamentos, incentivarei minha consciência a me guiar para o que é certo e o que é errado, e nunca deixarei de lado os veredito que entregar, independentemente de quanto me custe cumpri-los.

Vontade

A vontade é a instância superior a todos os departamentos da mente. Eu a exercitarei diariamente quando precisar agir prontamente em função de qualquer objetivo, e formarei hábitos programados para pôr em ação minha vontade pelo menos uma vez por dia.

Sim, Bruce Lee, aparentemente o homem mais confiante do mundo, trabalhava seu estado mental e emocional direta e objetivamente. Talvez por isso ele fosse tão confiante? Ele exercitava não só o corpo, mas a vontade, as emoções e todas as facetas da mente também. Ele acreditava de todo o coração no poder da autossugestão e do enquadramento positivo. Acreditava que o otimismo era uma espécie de fé que a pessoa precisava praticar e cultivar em seu interior.

Algumas vezes as pessoas lutam com as afirmações positivas. Elas podem parecer antiquadas ou pouco realistas, ou até como se estivessem mentindo para si mesmas porque estão dizendo coisas a seu respeito que suspeitam não serem verdadeiras, não importa o quanto queiram que elas sejam. Só que o mais eficaz elemento das afirmações (e me atrevo a dizer da maioria das coisas) é a perspectiva da sua execução. Em vez de duvidar das afirmações porque não são verdadeiras agora, tente enquadrá-las de outra forma: elas apenas não são verdadeiras *ainda*.

Com uma afirmação positiva, você está tentando plantar uma semente em seu subconsciente ou inconsciente que vai criar raízes e crescer na consciência à medida que repeti-la continuamente. Afinal, seu subconsciente é realmente quem dirige sua personalidade e suas ações, assim queremos sugerir a ele que gere novas ideias para orientar você em uma direção melhor.

Treinei *kickboxing* com Sensei Benny "the Jet" Urquidez, um lutador de *full contact kickboxing* que nunca foi derrotado em sua carreira e acumulou seis títulos mundiais em várias categorias de peso (para citar apenas um aspecto das suas inúmeras realizações). Quando treinávamos, ele me pedia para executar algum chute ou movimento, e eu tentava e errava, então dizia: "Não consigo fazer isso". E ele congelava e me lançava seu olhar penetrante e dizia: "Ainda! Não consegue fazer ainda". Ele repetia isso muitas e muitas vezes diante de cada queixa e frustração que eu manifestasse. Era enquadramento positivo e era firme. Se continuar treinando, um dia vai conseguir fazer.

Outro modo de ter acesso ao poder das afirmações é escrevê-las de uma forma que as enquadre como algo que está em processo, assim elas parecerão mais factíveis e alinhadas com o ponto em que está agora. Em vez de "Sou forte e estou preparado", poderia escrever: "Trabalho diariamente para ficar forte e preparado". Assim pode afirmar o que quer e se sentir genuinamente ligado a isso.

Tente de verdade e veja se funciona para você. Faça isso todos os dias durante um mês. Verifique se os pensamentos que deseja afirmar começam a pipocar espontânea e frequentemente. Observe se as afirmações positivas ajudam a modificar um comportamento que desejava mudar ou o modo como se sente ao longo do dia ou como vê a vida. Seu humor está melhor? Você está sorrindo mais? Sente que está com mais energia? Preste bem atenção. Essas mudanças sutis indicam que está funcionando.

E, se uma afirmação em particular não está fazendo nada por você ou está se sentindo cada vez menos ligado a ela, então a descarte e tente outra. Caso você tente e descubra que não é uma ferramenta apropriada para o seu caminho, passe adiante. Talvez volte a ela mais tarde, quando estiver em um lugar diferente, e vai poder verificar se ela, então, encontra ressonância em você.

Muitas vezes tentei alguma coisa e parei, apenas para voltar a ela mais tarde quando me sentisse preparada para receber o que tinha para me dar. Por exemplo, eu odiava correr. Desprezava isso. Mas, quando cheguei aos 30, tentei novamente e me vi com um bom ritmo de meditação na corrida, e ela se tornou um dos meus exercícios favoritos. Há pessoas que conseguem andar mais rápido do que eu corro, e daí? Correr se tornou uma ferramenta que funciona para mim. Mantenha afirmações positivas em sua caixa de ferramentas mesmo que não tenha uso para elas agora, um dia elas poderão ser úteis.

Ferramenta nº 4 – Ser simbólico

Em 1999, seis anos depois que meu irmão foi assassinado, saí de casa um dia e havia uma libélula vermelha enorme espalmada na calçada em frente à porta do meu carro, perfeitamente preservada e intacta, como se tivesse sido colocada ali e depois tivesse morrido calmamente. Naquela ocasião, eu estava consultando uma curandeira, Sara Urquidez (mulher de Benny "the Jet", meu mestre de *kickboxing* que mencionei antes), e ela me contou que em muitas culturas a libélula simboliza mudança e renascimento – e, como a libélula estava morta, era claramente uma mensagem do mundo espiritual me dizendo que tudo bem se eu seguisse adiante e saísse do luto em que estivera mergulhada desde a morte do meu irmão, durante a filmagem de *O corvo*. Quer você acredite nisso ou não, foi a mensagem certa para mim naquele momento e gerou um sentimento a que me prendi por causa do modo profético com que se materializou no meu caminho. Quase dez anos depois, decidi usar alguns dos mais importantes símbolos da minha vida em uma tatuagem, e a libélula vermelha era um deles. A reunião desses símbolos em meu corpo era uma forma de tomar conhecimento de alguns dos momentos mais significativos de compreensão e amor da minha vida. Eu estava com quase 40 anos quando fiz minha primeira e única tatuagem – e não estou lhe recomendando que faça a mesma coisa (tatuagens não são para todo mundo), mas para mim era uma forma simbólica para me trazer de volta a mim mesma e aos momentos significativos que ajudaram a me curar.

Meu pai não tinha tatuagens, mas ele acreditava no simbolismo e o usou em sua vida, em momentos inspiradores, para criar marcos na estrada para sua jornada. Ele fez isso por meio da iconografia – imagens ou símbolos visuais que representavam seu processo. Você se lembra da lápide em miniatura que ele criou? Seu lembrete ao Bruce de antes para que morresse e ressurgisse fluido e expressivo: "Em memória de um homem outrora fluido que foi abarrotado e deformado pela bagunça clássica". Em momentos decisivos, ele criou outros símbolos para funcionarem como lembretes concretos do seu crescimento e das novas perspectivas. Ele criou uma série de plaquinhas que chamava de estágios de cultivo para representar o caminho do seu crescimento, que trataremos mais adiante. Ele criou seu símbolo pessoal para o *jeet kune do* e mandou fazer com ele um pingente de ouro para usar todos os dias, assim como uma placa, papel timbrado, cartões, certificados etc. Colocou em um suporte de madeira um cartão com as palavras *Siga em frente!* para inspirá-lo a não parar. Algumas vezes é fácil ter uma revelação e se esquecer de incorporá-la à sua vida. Momentos reveladores são fantásticos! Parecem ótimos e, apesar de pensar neles com frequência, isso não significa que os põe em prática e os vive proativamente. Ao criar um símbolo que expresse concretamente a revelação, você está, de certo modo, fazendo uma declaração para ser lembrado da sua nova perspectiva todas as vezes que olhar para ele. Como uma aliança que usa para simbolizar seu compromisso com alguém, você está reconhecendo seu compromisso com um novo caminho. Está criando memoriais ativos de encorajamento e evocação aos quais pode voltar quando quiser para se manter fortalecido naquilo que tiver decidido incorporar.

Se não estiver a fim de criar símbolos, então pense em experimentar instruções provisórias antes de construir um monumento em seu pátio, fazer uma tatuagem definitiva ou criar uma joia de ouro. Alguns anos atrás, houve um período em que colei papéis adesivos por toda a casa em lugares-chave – no espelho do banheiro, na cozinha, ao lado da cama –, que diziam apenas *ESTEJA*. Era meu lembrete para voltar ao momento presente o mais frequentemente possível e sair da minha cabeça. Era como um botão de reiniciar que me levava de volta ao aqui e agora, o que normalmente era seguido por uma sensação de calma e clareza (presumindo que a casa não estivesse pegando fogo naquele instante – ah! ah! ah!).

Pode também criar um ritual. Os rituais podem ser um meio físico para constatar a passagem de um modo de ser para outro. Já existe todo tipo de ritual – ritual do fogo, ritual das flores, ritual de limpeza etc. – e você pode criar o seu. O objetivo do ritual é entrar em ressonância consigo mesmo, então não importa se vai criar o seu ou seguir a sugestão de outra pessoa, desde que tenha significado para você. Fiz rituais de fogo em que queimei itens de um relacionamento passado que eu queria deixar para trás, ou escrevi padrões que não estavam me servindo e queimei a folha de papel. Faça o que quer que seja que lhe diga alguma coisa e pareça que vai fixar a mudança que deseja fazer em você. Use o melhor modo de se incentivar e torne-o divertido, lindo ou especial, para que possa fazer uma associação positiva tangível com a jornada que tem pela frente.

Ferramenta nº 5 – Fazer um diário

No capítulo três, mencionamos algumas práticas de escrita do meu pai. Ele escrevia muitas vezes de diversas formas, e ainda bem que fazia isso – se não fosse por essa prática, não poderíamos entender seu processo de modo tão preciso e claro. Não teríamos conhecimento do que era importante para ele, no que estava trabalhando e quem ele era no nível da alma.

Quando comecei a fazer um diário no Ensino Médio, grande parte dele era dedicada a fofocas. Escrevia a respeito de quem eu gostava e de quem estava me chateando e por que o que eu tinha feito era idiota, mas não havia quase informações sobre quais eram minhas esperanças e meus sonhos. Não havia experimentação, era apenas o registro dos meus humores e problemas. Não que isso seja errado, mas, se nos lembrarmos de como tudo nessa idade é intenso, isso poderá explicar por que levei tanto tempo para deixar de me ver como um grande desastre.

Uma coisa interessante nos textos do meu pai é que não há tiradas negativas. O que não quer dizer que ele nunca tenha escrito sobre algo que o aborrecesse, mas ele escrevia sobre isso de um modo que trazia junto uma percepção sobre quais eram as suas preferências – ele escrevia para *além* disso. Tratava de como gostaria que ele ou a sua vida fossem em vez de falar que o que estava acontecendo era "errado".

Por exemplo, quando começou a ficar famoso em Hong Kong, percebeu os efeitos adversos da fama – pessoas fingindo ser amigas para conseguir favores, a forma como as pessoas glorificavam pessoas famosas e diminuíam as pessoas comuns. Ele escreveu em cartas aos amigos sobre essas armadilhas, e essas constatações fundamentaram suas ações para ir adiante. Ele procurou e achou conforto na voz dos antigos amigos em quem confiava em vez de ouvir os que faziam inúmeras promessas. Ele sempre considerou sua ida para Hong Kong temporária, e essa percepção reforçou a escolha de voltar a Los Angeles tão logo fosse possível, onde poderia viver com mais privacidade do que em Hong Kong. Infelizmente, ele faleceu antes que isso acontecesse.

Um diário, ou apenas folhas de papel avulsas, pode ser o lugar onde você vai se descobrir. Creio que a escrita à mão de pensamentos, ideias e processos tem força, mas, se preferir digitar no computador, sugiro que leia em voz alta o que escreve antes de arquivar, o que pode ajudar a ligar-se às palavras de forma significativa. Independentemente de como escreve, deve fazer isso de um modo que lhe sirva de apoio. Use esse tempo para mapear os pensamentos positivos – o que quer, valores, crenças, desejos, o que está aprendendo, descobrindo e sonhando sobre isso. Trabalhe para entender o que lhe interessa e criar uma visão pessoal de si mesmo. Questione-se e tente dar respostas. Eu localizei sonhos seguindo pistas. Listei e descrevi meus valores. Contemplei a natureza do universo no papel. Meu pai fez muitos rascunhos de um ensaio chamado "Dentro do meu próprio processo", em que detalhava o que era importante para ele e no qual me aprofundarei mais tarde. E, se não consegue pensar por onde começar, existem muitas instruções *on-line* e em livros para ajudar você.

Bem, às vezes pode ser útil esvaziar o cérebro. Quando estiver lutando com muitos pensamentos tóxicos, descarregue-os no papel. Faça isso e, depois, jogue essa porcaria fora. Queime ou rasgue, mas não guarde a folha para ler de novo. Você pode pensar que precisa guardá-lo a fim de ver "até que ponto chegou". Mas, se realmente chegou tão longe, você já sabe disso. Vai se sentir diferente – mais calmo, centrado e amadurecido. Não precisa rever isso que escreveu apenas para se felicitar no presente. Siga em frente e liberte-se!

Rastreie seu progresso positivamente. Pode anotar o que está testando sua paciência sem alimentá-lo com emoções. Meu pai já dizia isso, e eu repito: "Conserve sua mente nas coisas que deseja e longe daquelas que não quer". Investigue suas experiências e anote suas descobertas. Mantenha um diário de campo, de sonhos, de percepções, um diário criativo, de objetivos, mas não conserve um monte de lixo que já não serve para você. Livre-se disso.

Ferramenta nº 6 – Praticar exercícios

Bruce Lee era um artista marcial e, como tal, este era seu exercício físico. E, quer queira, quer não, você também precisa de exercício físico. Não para ser um atleta ou para perder alguns quilos. Não se trata disso. É sobre entrar em contato com o seu corpo, conhecer como ele se sente e manter forte a ferramenta do seu crescimento espiritual. Afinal, o respeitável triunvirato é formado por mente, *corpo* e espírito.

A arte do exercício físico é também uma forma de trabalhar com objetividade e literalmente desequilibrar-se para experimentar algum desconforto, a fim de crescer e se estender para além dele. Meu pai dizia: "Estar equilibrado é estar mais ou menos em repouso. Ação, portanto, é a arte ou o método de se desequilibrar para se manter em movimento para a frente, aprendendo e crescendo".

Queremos entender o equilíbrio, não apenas da mente, mas também do corpo. Desejamos sentir o que é desequilibrar-se e, então, equilibrar-se, o que se experimenta quando se move. Mesmo que tudo o que fizer for tomar consciência fisicamente de como se move pelo espaço e concentrar a atenção no movimento com mais força e/ou facilidade, você estará sentindo o corpo e se empenhando na prática física.

Evidentemente, o exercício traz muitos outros benefícios: endorfinas, aumento de força, de flexibilidade, de confiança etc. Embora este livro trate de um artista marcial, não é nisso que estamos concentrados. Estamos interessados em como o exercício físico pode ajudar você a se conhecer melhor. O seu corpo tem informações para você. É um sistema inteligente, repleto de redes disparando e sinais passando. Sinta-se dentro dele e ouça o que ele tem a lhe dizer quando o move desse ou daquele jeito. Mesmo que vá apenas andar ou alongar-se na frente da tevê, ponha uma música e dance, ou faça uma meditação direcionada fisicamente, em que tensione e libere partes do seu corpo, uma área de cada vez, e terá algumas percepções.

O objetivo de movimentar-se é sentir algo de modo seguro. Até fazendo o mínimo de repetições de um movimento físico vigoroso você pode perceber o que é praticar o desconforto, experimentar o sofrimento calculado e aprender a ficar bem com isso. Pode usar o corpo para forçar alguns limites internos. Pode aprender o que é trabalhar com você e não contra você. É uma ferramenta de descoberta pessoal inestimável. Do que o seu corpo gosta? Do que ele precisa? Preste atenção às suas dores. O que elas estão querendo lhe dizer? Tome consciência do seu corpo e de como ele se sente e chegará à condição de saber imediatamente quando algo não estiver bem internamente. Isso vai fortalecer e sintonizar sua intuição, conduzindo-o a um entendimento melhor de si. E provavelmente vai se manter mais saudável ao escutar o que o seu corpo lhe diz.

Da mesma forma como usei exemplos com artes marciais para ilustrar conceitos filosóficos, existe uma relação direta entre forçar o corpo e forçar a alma, alongar as pernas e estender seu potencial. Lembre-se, meu pai disse que tudo o que aprendeu sobre a vida foi por intermédio das artes marciais.

E vou tomar um pouquinho do seu tempo para defender a prática de artes marciais, mesmo que superficialmente. Qualquer treino de artes marciais, *qi gong, wushu,* aulas de autodefesa ou outros estilos relacionados, vai aumentar sua força interior e sua confiança. Foi o que aconteceu comigo. Então mexa-se e veja quais serão os pensamentos, as soluções, as correlações, os obstáculos, as emoções e as revelações que vão surgir.

Imagine e crie um exercício físico para você que obedeça às orientações de comunhão com seu corpo. Trabalhe como Bruce Lee, ou seja mais gentil como eu. Hoje em dia, eu danço, me alongo, caminho, corro, dou socos no saco de pancada e faço trilhas. Seja o que for que decidir fazer, pergunte ao seu corpo o que ele quer e do que ele precisa; não tenha medo de forçá-lo um pouco e crie tolerância ao desconforto. Ficará surpreso diante da inteligência e do crescimento que existem aí.

Abrace o processo

À medida que segue pelo processo de ir além da sua zona de conforto e pôr ideias e sonhos em ação, vai enfrentar o medo e a insegurança. Mas a diferença entre pessoas que agem e atingem seus objetivos e as que ficam com sonhos irrealizados é que os realizadores trabalham *sentindo* medo, insegurança e desconforto.

Essas ferramentas não se destinam a deixar sua vida mais fácil – não a princípio, pelo menos. O desejo por "facilidade" muitas vezes traz à tona a complacência. A "facilidade" pode nos levar em direção à ignorância, à ociosidade, ao hábito e ao medo porque não queremos que a vida seja muito dura ou imprevisível e tememos o desconforto do desconhecido e de potenciais sentimentos desafiadores que podem surgir das nossas zonas sombrias.

Já ouvimos Bruce dizer: "O inimigo do desenvolvimento é a fobia da dor – a falta de vontade para fazer até mesmo algo que resulte em um sofrimento mínimo". A fim de crescer e mudar, precisamos sentir desconforto. Os músculos não se fortalecem se não forem quebrados antes (a dor é isso – pequeníssimas rupturas no músculo antes que ele se reconstitua). Os primeiros dias na academia são quase sempre desafiadores, depois vêm os platôs. Mas não vamos classificar a vida como "fácil" ou "dura", mas, sim, *viva*, sempre em evolução, em permanente mudança. Aborde o crescimento e a mudança com entusiasmo e não com ansiedade. E lembre-se de se conectar com a energia dos grandes sonhos para continuar a avançar quando as coisas ficarem pesadas e de aprender com os reveses.

Como eu disse antes, as pessoas evoluem por frustrações habilidosas. Se nunca se sentisse frustrado por alguma coisa, nunca procuraria uma solução para sua frustração. E, no seu exercício de água, o objetivo é criar intencionalmente *frustrações habilidosas*. É melhor escolher suas frustrações do que ser surpreendido por elas. Você não vai se tornar um bom corredor de maratona sem primeiro sofrer ao longo de dois quilômetros, depois quatro e depois oito, e assim por diante. É isso que queremos – um plano habilidoso. Não tente correr quarenta e dois quilômetros de uma só vez se nunca tiver corrido antes. A ideia é montar um plano de treinamento que nos fortaleça para evoluirmos, etapa por etapa, a fim de garantir espaço para sermos resilientes quando as falhas acontecerem.

Com o tempo, conforme praticamos e alimentamos nosso crescimento, a jornada se torna alegre porque nos sentimos vivos em meio a ela. Passamos a aceitar as lições transmitidas pelas dificuldades que enfrentamos e deixamos de nos importar tanto com os resultados. Sim, talvez precisemos processar coisas sofridas e fazer escolhas difíceis, mas aprender a amar o processo e a apreciar as possibilidades enquanto seguimos adiante vai nos fazer abandonar a dúvida, o medo e a preocupação e nos ajudar a ver como nosso potencial é ilimitado.

Meu pai era uma pessoa com objetivos. Objetivos são importantes. Saber quais são nos dá alguma coisa com que trabalhar. Eles moldam nosso movimento para a frente e criam uma estrutura para o treinamento. É importante lembrar, porém, que objetivos não são o início de tudo nem o fim de tudo. Quando tendemos a nos fixar na realização de objetivos, muitas vezes perdemos de vista a jornada – apenas para descobrir que, quando o atingimos, há outro objetivo que queremos alcançar. A essa altura, fica difícil avaliar nosso progresso, e começamos a sentir que nunca seremos capazes de chegar lá (seja onde for que fique esse "lá"). É como se segurássemos o próximo bocado de comida na mão enquanto estivéssemos mastigando o primeiro – ficamos tão ansiosos pelo que virá em seguida que acabamos deixando de desfrutar da refeição inteira.

Mas os objetivos são incrivelmente úteis desde que não se esqueça de estar presente e fluido com eles. Meu pai encorajaria você a estabelecer objetivos e fazer pelo menos um movimento diário efetivo em direção a eles. Ele sugeriria que lutar para atingir pelo menos um dá à sua vida significado e conteúdo, mas também alertaria de que um objetivo nem sempre se destina a ser alcançado. Em vez disso, serve apenas como algo sobre o qual se debruçar, um futuro a ser vivido mais para a frente. A questão na verdade é o fazer e não os resultados. A maximização de potencial não é a contagem final das conquistas, mas o comprometimento contínuo com a vida como um processo de crescimento sem limite.

Todos os objetivos separados dos meios são uma ilusão. Nunca haverá meios para fins, somente meios. Eu sou meio. Sou aquilo que comecei e, quando tudo acabar, serei tudo o que restou de mim. Você pode empregar uma abordagem sistemática para treinar e praticar, mas nunca use um método para viver. A vida é um processo, não um objetivo; um meio, mas não um fim; um movimento constante em vez de um padrão estabelecido.

Gosto disso: "Eu sou meio". Eu sou o processo. Eu sou a vida que um dia chegará ao fim. Minha vida está acontecendo neste momento e não existe "algum dia" ou "se então" ou "mas quando". Eu sou o método da minha vida. Eu sou a criadora da minha vida. Eu sou o instrumento para minha vivência. Meu corpo, minha alma, meu espírito estão à minha disposição para o que eu quiser fazer, acreditar e expandir. Então viva a vida como sendo a sua vida a ser vivida. Porque é.

Comece imediatamente

As ferramentas que mencionamos – definir um objetivo, agir, afirmar positivamente, ser simbólico, fazer um diário, praticar exercícios e meditar (capítulo dois) – são apenas alguns dos meios tangíveis que meu pai usava para cultivar seu potencial. Tenho certeza de que consegue vislumbrar outras ferramentas que funcionarão especialmente para você à medida que ganhar confiança e começar verdadeiramente a se conhecer e a conhecer o que seu potencial reserva. Meu pai fez isso – quando não tinha o equipamento que queria, ele o criava.

Vamos começar. No início, você não precisa ter todas as respostas. Às vezes precisa começar para encontrar as respostas que está procurando. E pode ser que tenha de ser muito criativo na produção das suas ferramentas, ou pode precisar debruçar-se sobre algo a que jamais deu crédito, como trabalho energético, prática do *dharma* ou fitoterapia. Algumas pessoas têm questões sérias para trazer à tona e lidar, e a tarefa pode parecer dolorosa. Agora é hora de agir, aprender, criar e alinhar palavras com ações. Ou pare de falar e se ocupe agindo.

Neste mundo há muitas pessoas que falam intelectualmente sobre como fariam isso ou aquilo. Falam a respeito, mas nada é realizado ou conquistado.

Lembre-se, você é o meio, e está em um processo de descoberta e crescimento. Como meu pai acreditava:

Quando você deixa cair uma pedrinha em uma poça d'água, ela dá início a uma série de ondulações que vão se expandindo até ocupar a poça inteira. Exatamente isso é o que acontecerá quando eu criar um plano de ação para minhas ideias.

Confie em você. Confie no processo. E comece.

6

O obstáculo

Saiba que em cada grande coisa ou conquista há sempre obstáculos,
grandes ou pequenos, e a reação demonstrada a eles é o que conta,
não o obstáculo em si. Não existe derrota
até você admiti-la a si mesmo,
e só então!

Uma manhã não muito boa

Em 1964, meu pai fez uma demonstração no campeonato internacional de caratê de Long Beach. Ele falou sobre o *gung fu* chinês e demonstrou algumas das suas técnicas espetaculares em alunos e voluntários. Seu carisma atraiu o olhar de Jay Sebring, cabeleireiro das estrelas de Hollywood, que estava na plateia – e que tinha como cliente um produtor que recentemente lhe falara sobre um programa que precisava de um ator asiático. Jay deixou a competição encantado com o jovem Bruce Lee e telefonou para seu cliente, William Dozier, para lhe falar sobre meu pai.

Algum tempo depois, de volta à sua casa em Oakland, o telefone tocou e minha mãe atendeu. Quando o homem do outro lado da linha se identificou como um produtor de Hollywood procurando por seu marido, ela pensou que fosse um trote, mas deu o recado a Bruce. Quando ele ligou de volta, recebeu o convite para ir a Los Angeles fazer um teste em Hollywood. Meu pai foi de Oakland para Los Angeles poucos dias depois do nascimento do seu primeiro filho, meu irmão, Brandon, e fez um teste para um seriado sobre o Filho Número Um de Charlie Chan. Ele conquistou os presentes, e, embora os planos para *O Filho Número Um* tivessem sido postos de lado, o produtor gostou tanto de Bruce que pagou para segurá-lo até que pudesse encaixá-lo em outro projeto. Logo lhe ofereceram o papel de Kato em *O Besouro Verde*.

O Besouro Verde e Kato formavam uma dupla que combatia o crime, capturando uma série de vilões semana após semana. Meu pai foi escalado para um papel secundário, mas não tinha como esconder o quanto ele era da pesada, e logo a desigualdade entre as habilidades do Besouro Verde e de Kato ficou evidente, pelo menos para os fãs. Infelizmente (ou talvez felizmente), o seriado *Batman* entrou no ar ao mesmo tempo e se mostrou muito mais popular que *O Besouro Verde*, que foi cancelado depois de apenas uma temporada.

Mas algo tinha mudado. Meu pai percebeu como a exibição do seu *gung fu* em um meio de comunicação de massa estava alinhada com o objetivo que estabelecera para sua vida: ele estava fazendo o mundo conhecer a grandeza da sua arte chinesa. Ele começou a pensar que, se pudesse criar os próprios projetos, conseguiria levar às telas o verdadeiro retrato de um chinês e de uma arte chinesa, ajudando e ao mesmo tempo ensinando pessoas. Ele viu como uma carreira em Hollywood, se bem-sucedida, poderia trazer uma boa renda para sua família. Muitas questões seriam resolvidas!

Imagino que ele conseguia enxergar esse objetivo recém-adaptado projetado na tela da sua mente tão claramente quanto a cadeia de escolas que imaginara antes e, como era um sonhador prático, não apostou todas as suas fichas em Hollywood. Ele continuou a abrir escolas, a terceira foi em Los Angeles, em 1967, e dava aulas particulares em casa e na casa das pessoas enquanto procurava novas oportunidades no cinema e na televisão, ele mesmo começando a criar oportunidades na mídia.

Entre 1966 e 1971, meu pai trabalhou sem descanso para tornar isso possível em Hollywood. Depois que *O Besouro Verde* saiu do ar, estava difícil para um asiático conseguir um papel principal (ou mesmo um bom papel como coadjuvante). E meu pai recusava papéis que retratavam asiáticos de forma humilhante, reduzindo ainda mais as oportunidades. Ele tinha ocupado o segundo papel principal em uma série de tevê, mas não era considerado um astro rentável. Ainda assim, ele fazia todos os testes que conseguia, sendo capaz de pegar pequenos papéis em filmes ou na tevê. Interpretou lutadores asiáticos de *kung fu* em *Têmpera de aço, E as noivas chegaram* e *Detetive Marlowe em ação*, além de fazer trabalhos de coreografia de lutas.

Um dos seus alunos era o escritor Stirling Silliphant, com quem ele colaborava de vez em quando e que o ajudava a aprimorar suas ideias criativas. Outro era Ted Ashley, presidente do estúdio Warner Brothers, a quem ele apresentou inúmeros projetos e tentou conseguir apoio para desenvolvê-los. Durante todo esse tempo, ele continuava a treinar e a ensinar e mantinha três escolas, em Seattle, Oakland e Los Angeles. Em outras palavras, ele estava fazendo tudo o que sabia fazer. Trabalhava muito, com pressa de decolar.

Em meados de 1970, a carreira dele parecia estar seguindo na direção certa. Tinha apresentado o roteiro do filme *Círculo de ferro* para a Warner Brothers, que estava sendo avaliado, e tinha acabado de criar uma série para a tevê chamada *Warrior*, para o mesmo estúdio. Meu pai tinha esperança de estar no caminho certo para realizar seus objetivos, mas estava demorando muito, e o sucesso era fugidio e distante. Assim continuava a treinar, a ensinar e a fazer suas coisas de Hollywood a fim de estar sempre pronto para aproveitar uma oportunidade quando ela surgisse.

Em uma manhã, meu pai estava se aprontando para trabalhar em casa, onde normalmente treinava. Ele se exercitava no quintal, o que é possível fazer quase o ano inteiro no sul da Califórnia. Ele possuía halteres e equipamento próprio, com sacos de pancada instalados sob o beiral do quintal – nada de academia chique para ele.

Nesse dia em particular, ele tinha muita coisa planejada e, como já vinha trabalhando em certo nível de preparo físico, imaginou que poderia pular o aquecimento. Começou com um exercício chamado Bom Dia, em que a pessoa segura firme uma barra de halteres sobre os ombros e inclina o tronco reto para a frente na altura da cintura tanto quanto puder (até ficar de frente aos joelhos, se puder), erguendo-se em seguida em um movimento semelhante, sempre sustentando a barra de halteres nos ombros, que, se conhecesse meu pai, deveria ser muito pesada. É um exercício muito difícil (e não se deve tentar fazê-lo sem experiência e treinamento). Ele levou a barra para baixo e, quando começou a se levantar, sentiu uma pontada e um estalo nas costas. Soube imediatamente que alguma coisa de ruim tinha acontecido.

No decorrer do dia, suas costas foram piorando, e ele não conseguia ficar de pé ou se mover sem dor. Tentou apoiá-las e tratá-las como faria um atleta (gelo, bálsamo etc.), mas a dor não diminuía e sua mobilidade estava seriamente comprometida. Chamou então um médico para ter um diagnóstico – lesão grave no quarto nervo sacral, com recomendação de repouso na cama. Só isso já seria difícil para uma pessoa ativa como meu pai, que tinha construído seu meio de vida baseado em sua fisicalidade, porém o médico ainda lhe trouxe mais notícias ruins. Ele lhe disse que devia se preparar para a ideia de não praticar mais artes marciais e que, na verdade, talvez nunca mais conseguisse andar sem sentir uma dor considerável.

Não eram apenas notícias ruins – elas eram devastadoras. Não só ficaria incapacitado para trabalhar em Hollywood com esse tipo de lesão como não poderia ensinar ou treinar tão eficazmente. Entra em cena... o obstáculo.

Não é o obstáculo o que importa

Não é vergonha ser nocauteado. O importante é se perguntar ao ser nocauteado: "Por que estou sendo nocauteado?" Se a pessoa refletir dessa forma, então existe esperança para ela. A derrota é um estado de espírito; ninguém está derrotado até aceitar a derrota como uma realidade. Para mim, a derrota em qualquer coisa é apenas temporária, e a punição que vem com ela não passa de uma advertência para que me esforce mais para atingir meu objetivo. Ela simplesmente me diz que alguma coisa está errada no que estou fazendo; é um caminho que leva ao sucesso e à verdade.

Os obstáculos surgem em todas as formas, tamanhos e níveis de intensidade. Alguns são apenas momentâneos – você protelou demais e agora pode ser reprovado no exame, ou seu carro quebrou e você vai perder uma grande festa. Outros são mais crônicos e graves – problemas com vícios ou luta contra a depressão. Outros, ainda, podem surgir do nada – um acidente de carro ou o rompimento de um cano no seu apartamento. Os obstáculos surgem, não é você que os procura. Alguns podem ser frutos do que você faz, das suas escolhas, já outros apenas se materializam à sua frente. Seja qual for a situação, é melhor tentar se lembrar de que o obstáculo é apenas "o que aconteceu". Desse modo, ele é neutro. Ele é o que aconteceu, e o que faz toda a diferença é o que vai fazer com aquilo "que aconteceu".

Evidentemente, haverá um choque inicial e muitas emoções. Pode ficar chateado, entorpecido ou deprimido. Aceite isso, mas tente não ficar preso a esses sentimentos por muito tempo. Muitas pessoas não superam um obstáculo porque são engolidas por sua devastação e se sentem derrotadas. Mas, quando um evento devastador acontece, é vital passar para a próxima etapa: E agora?

No dia a dia, a mente é capaz de passar de um pensamento a um objeto e assim por diante. Entretanto, quando alguém está cara a cara com um oponente em um combate mortal, a mente tende a perder a mobilidade e ficar paralisada. Esse é um problema que assombra as pessoas.

O oponente no caso é o obstáculo. Quando nos vemos diante de um grande bloqueio em uma estrada, podemos não apenas paralisar, mas perder a esperança. Meu pai dizia: "Não é o que acontece que é o sucesso ou o fracasso, mas aquilo que ele provoca no coração do homem". O que ele provoca no seu coração? Vai deixar que ele o derrote? Ou vai aprender a usá-lo a fim de passar para algo novo? Inesperado? Talvez alguma coisa melhor?

Quando se trata de um obstáculo novo, comece por ficar com ele, acolha-o, aprenda com ele. O que ele tem para lhe mostrar? Para lhe ensinar? O que precisará mudar para ir além dele? Qual nova habilidade terá de aprender? Que mágoa antiga necessita de cura? Quando está no ringue e recebe uma saraivada de socos no rosto, você aprende como se desviar, defender e, finalmente, bater de volta? Ou fica lá e se deixa golpear no rosto até ir à lona e não se levantar mais?

Existe uma escolha a ser feita na forma como responde a qualquer coisa que acontece. Pode pensar que não, mas *sempre* existe. Lembre-se, em primeiro lugar e acima de tudo, que a resposta é também um estado de ser. Você pode estar condicionado a responder de determinada forma, e esse condicionamento pode parecer robusto, natural e inquestionável, mas é sempre uma opção, não importa o quanto esteja incorporada. Seja o que for que lhe aconteça, você detém o poder de determinar o que vem a seguir. É o responsável por sua reação e, nesse sentido, é o senhor absoluto.

Lembre-se, meu amigo, o que acontece não é o que conta; é como você reage. Sua postura mental determina o que fará disso, se um ponto de partida ou um enorme bloqueio.

Siga em frente

A situação em que meu pai estava: um atleta de elite com grandes planos e sonhos, que, de repente, correm o risco de se perder para sempre. Como ele respondeu a isso? A princípio, ficou consternado. Naturalmente. Mas minha mãe sempre disse que, depois de um grande abalo, meu pai ficava muito quieto. Meio que se retraía por um tempo para refletir sobre o problema. Naquela ocasião, ele começou seu processo ao seguir os primeiros passos naturais diante dele – cuidar do corpo repousando e indo ao médico. *Então*, uma vez ruminada a situação, ele entrava no modo de busca (ver capítulo três!). Falava com médicos; comprava livros sobre dores nas costas; testava a dor e o alcance de movimentos vagarosa e metodicamente. Na biblioteca do meu pai até hoje há inúmeros livros sobre a cura das dores nas costas.

Sendo Bruce Lee e valorizando cada segundo, ele também não ia ficar apenas estendido na cama sem fazer nada, mesmo enquanto estivesse "de repouso". Além de ler e pesquisar, ele também escrevia. Com muito tempo à disposição, começou a registrar suas ideias sobre artes marciais para a posteridade e para esclarecê-las. Começou uma obra que chamou de *Commentaries on the Martial Way* [Comentários sobre o caminho marcial], uma coletânea de sete volumes que expressava seus pensamentos sobre luta e treinamento. Ele trabalhou também em ideias criativas, para filmes e programas de tevê. Paralelamente, continuava a ensinar. Os alunos iam à sua casa e ele ficava sentado em uma cadeira para instruí-los. Ele continuou seguindo em frente – fazendo o que conseguia e usando o tempo objetivamente.

Ele leu também o que chamaríamos de livros de "autoajuda" durante esse período – textos que ajudavam a cultivar uma mentalidade forte e uma postura positiva, como *Happiness Begins Before Breakfast* [A felicidade começa depois do café da manhã], de Harry e Joan Mier; *A arte de amar*, de Erich Fromm; *Anxiety: A Condition of Modern Man* [Ansiedade: uma condição do homem moderno], de Heiri Steiner e Jean Gebser; *Give Yourself a Chance: Seven Steps to Success* [Dar-se uma chance: sete passos para o sucesso], de Gordon Byron; *O prazer: expansão da consciência humana*, de William C. Schutz; e a lista segue. Foi durante esse período que meu pai, homem com metas e criador de símbolos, pegou um dos seus cartões profissionais de visita e escreveu no verso, com sua bela caligrafia e em letras grandes (e um grande ponto de exclamação no final): *Siga em frente!* Ele tinha um suporte de madeira feito para o cartão e o colocava diante dele para que pudesse vê-lo todos os dias até que se recuperasse. Quando estava deprimido ou frustrado, ele tinha um lembrete: Apenas. Siga. Em. Frente. Continue fazendo seu trabalho, passo a passo, um momento de cada vez – mesmo que não saiba para onde ele vai levá-lo.

Eu vi *Siga em frente!* e me lembrei da Dory, de *Procurando Nemo*, cantando: "Continue a nadar. Continue a nadar, nadar, nadar". Não importa quanto tempo vai levar para melhorar (mental, emocional ou fisicamente). Se não começar, nunca vai chegar lá. Se deixar o medo ou o fato de sentir indisposição deter ou paralisar você, então realmente não vai chegar lá. Digamos que passe os próximos dez anos apenas andando para a frente de bocadinho em bocadinho, um milímetro por vez – em algum momento vai conseguir olhar para trás e ver quilômetros de progresso. Mas isso não vai acontecer se não seguir adiante. Se estacionar em um ponto, o panorama não vai mudar, mas, se seguir adiante, surgirão novas paisagens e, com elas, novo potencial.

A vida é um processo em fluxo contínuo e, em algum lugar do caminho, vão pipocar coisas desagradáveis – podem deixar cicatrizes, mas então a vida continua a fluir e, como a água corrente, se ela parar, fica estagnada. Siga em frente corajosamente, meu amigo, porque cada experiência nos ensina uma lição. Continue porque a vida é assim, algumas vezes boa, outras não.

Não deixe a ferramenta cega

Aqui está você, diante da necessidade de procurar algo em sua caixa de ferramentas porque acabou de esbarrar em um obstáculo. E agora sabe que deve se esforçar para seguir adiante, sem se deter. Mas saber tudo isso e fazer algo são duas coisas distintas, e o primeiro grande fator que faz a diferença é seu estado de espírito.

Se achar que uma coisa é impossível, vai torná-la impossível. O pessimismo cega as ferramentas de que necessita para ser bem-sucedido.

Quando minha filha fica estressada por causa de um exame, digo a ela que queixas e preocupações só dificultam o estudo. Ele, por si só, já é suficientemente difícil. Ela não é obrigada a gostar de estudar, mas, se quiser fazer o melhor que pode, o estudo é um fator importante. Eu lhe digo para tentar remover a camada de emoções negativas e pensamentos pessimistas de cima da tarefa e deixá-la neutra. Você é o criador e o intérprete da sua vida em todos os momentos. As coisas têm significado porque *você* lhes confere significado – ninguém mais. Mesmo que ele tenha vindo de outra pessoa (pais, professores etc.), foi você que escolheu adotar e usar esse significado. Você está no comando.

Se alguém me insultar, posso escolher me sentir insultado ou preferir ter pena dessa pessoa porque evidentemente ela está lutando com alguma coisa, ou posso optar por dizer algo para ela ou ainda ir embora. Posso decidir que esse insulto significa que o mundo é um lugar terrível, ou posso concluir que o significado dele é que há muita cura a ser feita e como poderei contribuir para isso. Quem cria a minha experiência sou eu. Tenho de escolher.

A preocupação não resolve o problema; gera um problema a partir do problema. O pessimismo também não resolve; ele torna o problema mais difícil ao apresentá-lo como impossível de ser resolvido. O medo menos ainda; ele nos impede de enfrentar o problema porque não queremos fracassar ou piorar a situação. A dúvida tampouco; ela dá uma desculpa para não resolver o problema. E a apatia só nos deixa indiferentes a tudo. Toda essa negatividade cega as ferramentas que você tem à disposição para superar o obstáculo. Ela cria obstáculos atrás de obstáculos.

Perceba que tem poder. Não o transfira para outros, para a negatividade ou para as circunstâncias. Não trave sua capacidade. O seu mundo não tem nenhum significado exceto aquele que você lhe confere, e talvez nem haja necessidade de lhe dar algum significado. Ponto de partida ou bloqueio – a escolha é sua. Pense sobre essa percepção como meu pai fez:

Sempre me senti agredido pelas circunstâncias porque me imaginava uma pessoa influenciada por condicionantes externas. Agora percebi que eu detenho o poder que comanda o sentimento a partir do qual as circunstâncias se desenvolvem.

Seja um ninguém

Durante o período da lesão nas costas, meu pai ficou acamado. Meus pais tinham dois filhos pequenos (um com 4 anos, o outro com 6 meses). Para piorar a situação, tinham acabado de comprar sua primeira casa e estavam correndo o risco de não conseguir pagar a hipoteca porque meu pai não podia trabalhar. Minha mãe precisou aceitar um trabalho atendendo ligações em uma central telefônica tarde da noite, enquanto meu pai, com as costas lesionadas, tentava pôr na cama duas crianças pequenas. Ele se sentia envergonhado por sua mulher ter de arranjar um emprego para pagar as contas, mas o que mais poderiam fazer? Se quisessem superar a crise, ele precisava engolir o orgulho e ambos teriam de descobrir juntos uma maneira de fazer isso.

Se meu pai tivesse machucado as costas e pensado: "Eu sou Bruce Lee. Não posso ter lesão nas costas!", talvez tivesse se esforçado muito para se recuperar o mais rápido possível e se machucado ainda mais no processo. Poderia ter ficado desencorajado, sentindo que não conseguiria mais se reerguer e voltar a ser a pessoa que ele e todos os outros imaginavam que ele fosse, enquanto a família perdia a casa. Ele podia nunca ter feito filmes em Hong Kong. Ele poderia ter sido aquele cara que participou do seriado *O Besouro Verde* nos anos 1960, que durou apenas uma temporada, e não teria tido muitos motivos para revisitar aquela parte da carreira porque tinha sido só aquilo. Um pontinho na tela da cultura *pop*.

Mas como era uma pessoa que acreditava em pesquisa, questionamento, experimentação e em assumir o controle do seu destino, ele foi capaz de perguntar a si mesmo: O que eu consigo extrair deste obstáculo? Como posso sair daqui e ter coragem para continuar seguindo adiante? Em vez de se debruçar sobre alguma versão sua externa e idealizada, ele foi capaz de dar um passo atrás e avaliar o desafio.

E ele tinha mais uma habilidade cultivada. Um elemento importante para ser um artista marcial habilidoso é a absoluta sensibilidade para o momento certo. Em uma luta contra um oponente experiente (ou um obstáculo), você só pode avançar e atacar no momento preciso. Se golpear muito cedo, pode ser bloqueado ou nem atingir o alvo. Se atacar muito tarde, o alvo pode não estar mais lá ou já lhe ter desferido um bom golpe.

Lidar com um obstáculo exige essa disciplina. Se você se pressionar demais, pode se dar mal. Caso não se esforce o suficiente, talvez nunca chegue lá. Bruce Lee, esquentado de temperamento, homem de ação apaixonado, tinha uma tremenda sensibilidade para perceber o momento certo. E, para isso, era preciso desenvolver a paciência. Sim, ele lutava com ela por causa do seu temperamento e dizia: "A paciência não é passiva, pelo contrário, ela é força concentrada". Pense na lesão nas costas. Ele precisava pacientemente repousar, pesquisar e abordar sua recuperação com tempo e esforço apropriados para conseguir o melhor resultado. Excesso de atividade antes da hora e ele estaria arriscando uma nova lesão.

Algumas vezes é preciso apenas esperar. Consegue perceber que, para um homem de ação como meu pai, reunir paciência exigia muita concentração de força? Eu sou do tipo que ataca o problema, mas, às vezes, diante de um grande obstáculo, devemos fazer uma pausa e nos certificar do momento certo para enfrentar o que se apresenta. Precisamos comprometer todos os sentidos para remover nosso ego do quadro a fim de seguirmos em frente de forma apropriada e de um modo que nos afaste daquele obstáculo permanentemente.

A pessoa deve se livrar do eu impositivo e aplicar-se ao trabalho que deve ser feito como se nada mais estivesse acontecendo naquele momento. Deve usar o ego como uma ferramenta em vez de se deixar possuir por ele. Interna e psicologicamente, seja um ninguém.

Quando somos suficientemente fortes para atribuir nosso próprio significado ao mundo, não precisamos criar uma história sobre que tipo de pessoa devemos ser aos olhos dos outros. Não precisamos atender às expectativas de ninguém quanto à superação de obstáculos. Em vez disso, tente o conceito de ser um ninguém. O que isso significa? Significa que deve se impor ao seu ego e não deixar sua presunção ou autoproteção impedirem que contorne os obstáculos.

Quando se permitiu ser um ninguém internamente – não "o grande artista e astro Bruce Lee", mas apenas uma pessoa comum, com as costas lesionadas, tentando viver a vida ao máximo e fazer algo com seu tempo disponível –, meu pai foi capaz de se tornar alguém que muita gente jamais vai esquecer.

Força de vontade espiritual

Além de ser um ninguém, superar obstáculos exige vontade. Como dizia meu pai: "O poder espiritual de um homem removerá todos os obstáculos". E você deve lembrar que, em uma das afirmações positivas, escreveu: "A vontade é a instância superior a todos os departamentos da mente". Ele se considerava um homem obstinado. Isso não é tudo na existência de alguém porque, como você está vendo, há ocasiões em que são necessárias outras sensibilidades além da vontade. Contudo, no panteão da ação e do objetivo, meu pai se considerava totalmente armado, não apenas porque era um lutador habilidoso no auge da sua forma, mas porque sabia controlar sua vontade.

Controlar minha vontade é o que tenho de fazer para me sentar e escrever este livro ou comer bem ou trabalhar meus problemas. Algumas vezes me sinto inspirada para escrever bem, comer bem, trabalhar e crescer. No entanto, se eu dependesse sempre de estar inspirada para agir em benefício próprio, raramente eu faria isso, e tudo seria muito inconsistente. É mais fácil ficar indolente e ignorante e se sentir justificado nessa posição.

Quer que eu defenda a tese de por que eu deveria comer sempre que tivesse vontade, todos os dias, independentemente do mal que isso pudesse me causar? Pode deixar, aí vai: Por que não saborear sempre comidas deliciosas, gordurosas, com muito açúcar e sal na hora de comer? Isso me deixa feliz. O mais importante na vida não é ser feliz? E se sentir bem? Então, isso é o que me faz feliz e me sentir bem.

O contra-argumento é que isso só me faz bem enquanto eu estou comendo e, na verdade, só me torna uma versão limitada de mim se me sentir bem e feliz, porque não me sinto bem e feliz quando, depois, meu corpo se sente um lixo. Por um breve instante, penso, "Hummm!" e depois me sinto horrível, física e mentalmente. Entendeu o problema?

Então, sim, precisamos usar nossa vontade, mas *de que modo* a estamos usando? Nós a usamos para manter uma fachada ou múltiplas fachadas? Ou fazemos uso dela no longo jogo da vida – a serviço do nosso crescimento pessoal? Como meu pai afirmava:

O que é vontade? É a tentativa de dirigir a energia de uma pessoa dentro do desenrolar infinito do universo a fim de harmonizar esse desenrolar com as ações da pessoa.

Por essa definição, a vontade não é uma coisa isolada que você controla sozinho. Em vez disso, ela leva em consideração o desenrolar de tudo à sua volta, de modo que possa dirigir suas ações em consonância com tudo o que está acontecendo. Conhece a frase: "Siga a correnteza"? Se não estiver abordando a força de vontade de forma holística, mas, em vez disso, lutando contra o fluxo das coisas com sua teimosia, então está complicando sua vida. Pode remar contra a correnteza por um tempo, mas tente viajar ao longo do rio Mississippi dessa forma. A certa altura, vai ficar sem forças para continuar.

Vamos voltar à coisa do "deve". Usar a força de vontade de alguém a serviço do "deve" não é usá-la espiritualmente e não removerá obstáculos. Eu "devo" comer saudavelmente e posso me "forçar" a isso. Mas isso não me faz entrar em contato com nada significativo. A culpa está sendo usada para me obrigar. Agora, se eu usar minha vontade para comer saudavelmente porque visualizo uma vida longa e um corpo forte, além de isso me possibilitar a realização de outros objetivos com mais facilidade ao me sentir bem e com muita energia, então *esse* será um uso espiritual da minha vontade. Nessa hipótese, estou levando em consideração o panorama completo e insuflando o caminho com positividade. Dirijo minha energia e minha ação em harmonia com o desdobramento da visão maior que tenho para minha vida.

Da mesma forma que meu pai controlou sua vontade durante o período do trauma nas costas não apenas para se recuperar, pesquisar e planejar sua recuperação, mas também para continuar a buscar seus objetivos e sonhos lendo e escrevendo, podemos usá-la para realizar nossos objetivos enquanto alimentamos a alma. As formas intencionais e benéficas em que usamos o tempo estão na raiz do apoio ao nosso espírito e na realização de nós mesmos. Como meu pai dizia: "Se você ama a vida, não desperdice tempo, porque é de tempo que a vida é feita".

Apoderar-se novamente do sonho

Todas as conquistas começam quando decide que o que deseja realizar é possível. Você se lembra do sonho prático? Para Elon Musk, ir ao espaço é possível. Para Bruce Lee, ser o primeiro astro asiático em um filme de Hollywood nos anos 1960 era possível. O que quer que seja, não o descarte porque ele é grande, demanda muito tempo e você não sabe exatamente como chegar lá. Acreditar que seu sonho é possível é um fator-chave ao enfrentar os obstáculos que inevitavelmente aparecerão ao longo do caminho – e o fator indispensável é superá-los.

Quero lhe dizer algo que talvez você não saiba. Meu pai teve dores nas costas até o fim da vida. Ele não era capaz de se curar milagrosamente da dor por meio da vontade e da positividade, mas sabe o que conseguiu fazer? Ele fortaleceu e curou o corpo até que a fraqueza das costas fosse sustentada pelos músculos e pela saúde em geral. A partir da lesão, ele passou a dedicar muito tempo para se aquecer e esfriar. Depois dos treinos, cuidava das costas com gelo e calor conforme a necessidade. Ele tomava analgésicos ocidentais e orientais quando precisava. Aprendeu a treinar, ensinar, agir e atuar com as costas ruins. Mais importante, ele não deixou a lesão definir, impedir ou cancelar seus sonhos. Todos os filmes nos quais apresenta sua melhor forma, lançando chutes à direita e à esquerda, ele atuou com as costas lesionadas. Demorava mais tempo para conseguir fazer essas coisas por causa do cuidado que precisava ter com elas, mas isso era necessário, e foi o que ele fez para realizar seus sonhos.

O que quero dizer é: quem tem o trabalho mais inseguro do que eu? No que eu me apoio para viver? Na fé em minha capacidade de que vou conseguir. Evidentemente minhas costas me deixaram mal durante um ano, mas com cada adversidade vem uma bênção, porque um choque age como um lembrete de que não devemos ficar estagnados na rotina. Com a adversidade, você é elevado a níveis mais altos caso se permita ir além das circunstâncias do momento.

Quando o sonho começa a se desfazer ou a fórmula que estamos usando para de funcionar, este pode ser um período de crise. Ou um tempo para voltar-se para dentro, ao seu sonho, à sua clareza. Pode ser o momento de reavaliação ou de sonhar novamente. Ou, quem sabe, tempo para esvaziar a xícara, depurar pensamentos e emoções e abrir espaço para algo em que não tinha pensado antes. E se a clareza, a visão e o objetivo dos seus sonhos ainda estão presentes, mesmo diante de grandes obstáculos, então é hora de recolher os pedaços do sonho e juntá-los novamente. A mesma visão, talvez com novo formato. Ou a visão com mais clareza, ou um formato mais bem definido. Seja qual for a configuração...

Junte os fragmentos do sonho e se reaproprie dessas partes fragmentadas; e apodere-se novamente do potencial escondido no sonho. À medida que seguimos adiante e o tempo muda, muitas vezes é preciso rever a fórmula.

Há sempre algo para ser aprendido se olhar bem de perto – principalmente dentro dos obstáculos. Eles são alguns dos nossos melhores professores. Vão nos mostrar como extrair benefícios dos nossos pontos fortes e fracos. Abrirão as portas para novos domínios do conhecimento e nos ajudarão a desenvolver novas capacidades, se nós os deixarmos fazer isso.

Faça o que parecer sábio, esqueça e siga em frente. Siga em frente e tenha uma nova visão. Siga adiante e enxergue o voo dos pássaros. E deixe para trás todas as coisas que poderiam impedir a entrada ou bloquear a saída das experiências.

Algumas vezes somos lançados em uma jornada para a vida toda porque estamos especificamente à altura das circunstâncias em que fomos atirados. No caso do meu pai, ele foi capaz de lidar com o obstáculo e não desviar do seu caminho. Uma pedra caiu na sua correnteza, e a correnteza se adaptou e continuou a fluir. Mas, para algumas pessoas, as mudanças que a vida impõe podem ser devastadoras. Um obstáculo é uma coisa. Pode ser um problema, talvez até um dos grandes. Mas e quando a vida deixa de ter sentido, o que fazer?

7

A tempestade

Aconteça o que acontecer, deixe sua luz interior guiar você
para fora da escuridão.

Algumas vezes o obstáculo é tão imenso que você não consegue ver o que ele efetivamente é. Não é apenas um problema; é uma crise existencial. Sua vida muda tão completa e inesperadamente que você se perde. É como se estivesse no meio de uma tempestade, à deriva em alto-mar, com nada à vista a não ser ondas gigantescas. Há um *tsunami* vindo em sua direção sem nenhum aviso.

Caos

No dia 31 de março de 1993, estava dormindo em casa, em Nova Orleans, quando recebi um telefonema da minha mãe no meio da madrugada. Ela me disse que tinha acontecido um acidente no *set* onde meu irmão estava filmando e que ele tinha ficado ferido. Eu devia pegar um voo para encontrá-la em Atlanta e, de lá, iríamos juntas para Wilmington, na Carolina do Norte, local em que ele estava. Ela tinha comprado a passagem de avião para mim, mas não me deu mais informações.

Fiz a mala sem entender bem por que estava fazendo isso e fui para o aeroporto antes de amanhecer. Encontrei minha mãe e, durante a escala, tivemos mais notícias. Algo sobre a aorta dele ter sido atingida e ele estar em cirurgia. Isso não parecia muito bom, mas ninguém nos disse quão grave era o estado dele.

Embarcamos no avião para Wilmington e nos sentamos em poltronas separadas por causa das passagens compradas na última hora. Eu estava meio apreensiva e ansiosa, voando a milhares de quilômetros acima do solo – e de repente senti um raio me atravessar, como um feixe de energia que passasse pelo avião, atravessasse meu corpo e saísse por cima. Era uma sensação muito forte e desconcertante. Caí no choro porque, naquele momento, soube que meu irmão tinha morrido. Eu tinha sentido o espírito dele deixando o seu corpo através do meu. Só poderia ser isso. Não sei como expressar essa sensação de outro modo, mas sabia que era verdade. Depois de um minuto, segurei as lágrimas, tentando me convencer de que eu estava errada. Como poderia saber o que estava se passando?! Comecei a racionalizar, dizendo a mim mesma que eu estava estressada e sendo ridícula.

Aterrissamos em Wilmington e descemos do avião para a pista, onde a noiva do meu irmão nos esperava. Minha mãe foi ao seu encontro, e elas se abraçaram. Minha cunhada disse algumas poucas palavras, enquanto tentava apoiar minha mãe, e então vi os joelhos dela se dobrarem e ela cair. Eu estava certa. Meu irmão tinha morrido.

A partir daí não consegui sentir nada. Chorava por dentro, mas estava em choque. Fomos de carro para o hospital para ver o corpo dele, uma experiência horrível, porque Brandon não parecia ele mesmo depois de tantas horas de cirurgia e transfusões. O resto foi caos. Uma descida às profundezas. Uma paisagem incompreensível em um território sem mapa.

Você pode achar que eu já tinha passado por isso antes porque meu pai morreu quando eu era criança. E na verdade passei, mas tinha 4 anos e só me lembro vagamente de uma confusão caótica, a impressão de uma maré humana de luto em Hong Kong, com milhares de pessoas ocupando as ruas em seu funeral. O sofrimento da minha mãe e do meu irmão. E eu me voltando para dentro de mim mesma. Mas isso é tudo. Eu não sabia sequer o significado da palavra *sofrimento*. Não me lembro do meu sofrimento. Eu tinha inconscientemente bloqueado essa lembrança.

Mas ali estava eu, vinte anos depois, e o sofrimento me atacava como um animal selvagem. Ficamos alguns dias na Carolina do Norte (não sei se foram dois ou quatro), depois voamos para Seattle para enterrar meu irmão ao lado do meu pai. Fomos então a Los Angeles, onde foi realizada uma cerimônia em sua memória. Meu aniversário foi em algum desses dias. Meu corpo estava presente, mas era como se estivesse em um sonho estranho em que as imagens estavam borradas e o som, inaudível, e eu não conseguia sentir nada, exceto uma tristeza avassaladora e dissonância cognitiva.

Acabei voltando a Nova Orleans, sem ter mais meu irmão. Como esperavam que eu fosse em frente? O universo não tinha sentido. Parecia que nada mais tinha um significado discernível. Eu estava no meio da tempestade – um *tsunami* de um lado, um tornado ziguezagueando do outro, e um terremoto sob os pés.

Eu sabia como seguir ao longo do dia, mas não sabia mais como viver. Tinha planejado voltar a morar em Los Angeles, no final do verão, para morar perto do meu irmão e começar a carreira de atriz. Tinha até falado com ele sobre isso antes do início das filmagens de *O corvo* (o filme em que foi morto). Depois da sua morte, voltei a Nova Orleans sem emprego e com alguns meses pela frente antes da mudança planejada para a Califórnia, então arrumei um trabalho para pintar dormitórios no *campus* da Universidade Tulane. Era perfeito, porque eu não precisava falar com ninguém. Podia ficar ouvindo música e pintando blocos de cimento durante oito horas por dia, no calor sufocante do verão da Louisiana.

Um dia, quando estava passando o rolo na parede, meus joelhos fraquejaram e eu caí. Era uma sensação de colapso – como uma pessoa que fica agarrada a uma barra tentando manter-se ereta tanto tempo quanto conseguir, até que, por fim, o corpo desiste. Fiquei sentada lá, respirando como se estivesse fazendo isso pela primeira vez em meses, e percebi que tinha prendido a respiração durante esse tempo. Esse foi o início de um luto torrencial para mim. A represa tinha finalmente se rompido.

Eu me mudei para Los Angeles no final do verão, como tinha planejado, e pela primeira vez na vida fiquei com medo de coisas triviais, como turbulência no voo ou conversar com as pessoas. Sentia uma dor constante, às vezes não conseguia me levantar da cama de manhã, me vestir ou sair do sofá por horas. Chorava enquanto dirigia pelas ruas da cidade. Por dentro, eu me sentia perturbada, mas por fora ia vivendo um dia por vez, tentando começar a carreira de atriz, morando com meu namorado, deixando me levar pela vida. O tempo todo estava perplexa e confusa, como se nunca mais fosse me sentir bem novamente, como se coubesse a mim dar sentido ao mundo.

Lembro-me de que, na ocasião, desejei ter sido criada em uma religião que tivesse uma explicação a que eu pudesse me agarrar, que me dissesse por que isso tinha acontecido, onde estava a alma do meu irmão ou o que eu deveria fazer naquele momento. Eu não tinha um contexto para esses eventos. E isso não quer dizer que eu desejasse um contexto religioso. Só gostaria de acreditar em algo que me desse uma estrutura em que essa torrente se encaixasse.

Vivi assim durante anos. Eu me casei. Comecei uma carreira. Construí um lar. Tudo externamente, mas, por dentro, eu estava acabada. A tempestade continuava forte, e eu estava me afogando.

Meu pai disse: "Qual é o contrário de existência? A resposta mais imediata poderia ser a 'não existência', mas não é. O contrário é a 'antiexistência'".

A não existência é apenas o nada estéril, enquanto a antiexistência é a resistência a viver. Aquele período foi em muitos sentidos uma antiexistência para mim. Eu existia, mas não me sentia viva. Vivia os dias, mas só acompanhava a movimentação. Tinha feito planos, escolhido caminhos, mas estava no piloto automático. Não me integrava à minha carreira, ao meu casamento, nem à minha vida. E imagino que seja assim que muitos se sentem, quer tenham sido atingidos por uma tragédia, passado por um trauma, quer não. Apenas seguem pela vida, sem saber bem o propósito, sem se comprometer completamente, fechados interiormente, talvez sabendo que está faltando algo ou que exista alguma coisa melhor, mas sem ter certeza do que fazer a respeito.

O remédio

Mais ou menos nesse período, cogitou-se publicar alguns dos livros do meu pai, e assim todos os seus textos foram reunidos e entregues a mim para analisá-los. Na época, eu não cuidava dessa parte; os textos me foram entregues por cortesia. Meu irmão tinha falecido alguns anos antes, e a vida tinha seguido em frente. Peguei pilhas e mais pilhas de frases do meu pai e comecei a percorrê-las. Vi algumas que eu já conhecia – "Seja como a água"; "Usar de forma alguma como forma, nenhuma limitação como limite" etc. E então me vi diante de uma citação que me atingiu em cheio. Dizia:

Tenho o remédio para o meu sofrimento dentro de mim desde o começo, mas não o tomei. Minha enfermidade vinha de dentro, mas eu não a observava até este momento. Agora percebo que nunca encontrarei a luz a menos que, como a vela, eu seja meu próprio combustível, me consumindo.

Não sei por que isso me disse algo de maneira tão clara naquela ocasião, e eu não sabia o que fazer com aquilo. Mas senti, pela primeira vez, o que pode ser descrito como esperança. Como se alguém tivesse me dado uma pista para um enigma gigante que eu nem mesmo sabia que vinha tentando resolver.

Comecei a reconhecer que tinha repetido sem cessar para mim mesma, não de forma proativa, sem ter um grande propósito, mas em absoluto desespero, este apelo interior: "Me ajude, não posso viver assim. Por favor, me ajude". E os primeiros lampejos vieram com a leitura das palavras do meu pai. De algum modo eu tinha inconscientemente pedido ajuda, e a ajuda tinha chegado.

Muitas vezes sentimos como se a resposta para a nossa dor fosse ignorá-la ou expulsá-la, deixá-la ir sem conhecê-la, porque ela pode nos fazer implodir. Mas eu já tinha sofrido muito, e aí estava meu pai dizendo que eu mesma tinha o remédio para me curar. Seria verdade? Como? As frases dele revelaram pensamentos como: "Deixe-se levar pela doença, fique com ela, faça-lhe companhia, e assim se livrará dela", e: "No meio do caos se encontra a oportunidade".

Eu tinha sido sugada pelo turbilhão do caos e tinha me endurecido, tão dominada pela dor que mal conseguia respirar. Estava resistindo à vida enquanto fingia viver, porque não conseguia acreditar que ela poderia ser boa novamente com um irmão morto sobrepondo-se a um pai morto. Não havia um caminho lógico para a felicidade a partir daquele ponto. Mas a existência que eu estava reprimindo também não era vida, e assim deixei de resistir. Olhei para dentro. Queria viver as palavras do meu pai. Queria acreditar que havia algo mais.

Comecei a procurar uma ordem para o meu caos. Aceitei meu luto e fui atrás de mais livros, textos, terapeutas, curadores. Eu me abri para a dor da perda e deixei que ela me ensinasse como viver. Mergulhei mais fundo na filosofia do meu pai e passei a tentar ser mais objetiva, mais real, mais inteira. E isso ainda está acontecendo. Sou uma obra em andamento – como todo mundo. De vez em quando os erros que continuo a cometer me embalam para que eu volte a dormir e a me desligar. Ainda luto, mas, agora, pela primeira vez na vida, começo a ter consciência de que existe algo mais. Vislumbro a possibilidade de me sentir alegre e livre. Percebo pela minha busca que dentro de mim repousa latente a capacidade de viver que eu tinha esquecido. Estou chegando a um acordo com a realidade da minha vida, agora sei que estive levemente deprimida a maior parte da minha existência, da época da morte do meu pai até o momento em que enfim me libertei da depressão crônica por volta dos 30 anos. Na minha ignorância, pensava que todo mundo sentia aquela espécie de dor na alma que eu sempre sentira. Pensava que a vida era assim para todas as pessoas.

Meu pai disse: "Com a adversidade você fica completamente devastado, como se tivesse sido assolado por uma tempestade violenta, mas depois as plantas voltam a crescer". Ao assumir minha cura e procurar incansavelmente pela plenitude, acabei por descobrir a verdade dele e a tomei como minha. Fiz isso atravessando a tempestade e descobri uma vida nova, em plena floração, do outro lado. Acabei cultivando uma fé que não tinha tido antes. E a vida começou a me revelar seus segredos.

As palavras do meu pai acenderam a primeira luz para mim. Como a vela, comecei a queimar. Pouco a pouco, as nuvens foram se movendo e o mundo todo começou a se iluminar.

Estamos sempre em processo de transformação e nada permanece fixo. Não tenha um sistema rígido dentro de você, e será flexível para mudar com todas as mudanças. Abra-se e flua, meu amigo. Flua na abertura total do momento presente. Se nada em você estiver endurecido, o que estiver fora se revelará. Em movimento, seja como a água. Quando imóvel, seja um espelho. Responda como um eco.

Quando você para de resistir à vida – mesmo às partes difíceis –, então passa a fazer parte dela, e ela o acolhe sob as asas e lhe diz: "Veja. É assim que vivemos". E, depois de um tempo, percebe que está pronto para parar de girar incessantemente naquele redemoinho junto das barrancas do rio porque sabe que você é a corrente e se sente seguro para fluir adiante novamente.

Salto de fé

Quis lhe contar essa história porque talvez você encare a vida como algo indiferente – ou pior, como se ela fosse dolorosa e o triturasse. Se for esse o caso, então você está na tempestade e não se deu conta disso. Como eu, com depressão durante vinte e seis anos, você pode estar paralisado e não saber. Não é preciso ter um evento traumático como o meu para reconhecer que não está vivendo de verdade. Se não consegue sequer imaginar o que é se sentir animado e cheio de energia, estou aqui para lhe dizer que você não está sozinho – e que essa espécie de vida vibrante *não* é apenas uma fantasia de *hippies* e super-heróis. Ela é possível. Só porque ainda não teve acesso a ela não significa que não possa ter. Mas precisa se decidir a acreditar que pode tê-la e, depois, ir atrás dela. Precisa dar um salto de fé.

Meu pai disse: "Não posso e não vou ridicularizar uma fé quando a razão parece ser uma coisa tão estéril". E o que é fé? Por definição: "Fé é a mantenedora da alma por meio da qual os objetivos de alguém podem ser traduzidos em seu equivalente físico". A fé mantém a alma. Para mim, isso significa confiar nas coisas que fazem eu me sentir inteira. Além disso, meu pai acreditava que:

A fé é um estado de espírito que pode ser condicionado por meio da autodisciplina. A fé pode ser induzida ou criada pela repetição de instruções para o subconsciente usando o princípio da autossugestão. Esse é o desenvolvimento voluntário da fé.

Vamos detalhar isso. A fé implica acreditar ou confiar. Assim, embora exista razão, lógica, evidência, dedução, análise etc., há também a confiança em alguém, em outros que o apoiam, na jornada, em acreditar nos instintos e na intuição. Ela aponta para a expressão do nosso coração. Intuição é aquela sensação ou sinal para explorar ou seguir algo, mesmo que não exista uma razão lógica para fazer isso. E a fé na sua intuição o ajudará a sair da tempestade – se souber cultivá-la e segui-la.

A boa notícia, se ainda não tiver esse tipo de fé, é que você pode desenvolvê-la (lembra-se da ferramenta de afirmações positivas?). Pode fazer isso ao se lembrar diariamente que vai ter fé em si mesmo, que vai encontrar, sentir e implantar um sistema próprio de orientação interior, que vai exercitar a paciência, que vai praticar a confiança em seus instintos e a crença de que, se estiver comprometido com a experiência de viver, achará o caminho para sair da tempestade e florescer.

Algumas pessoas tentaram me dizer na ocasião da morte do meu irmão que "tudo acontece por uma razão". (Uma dica: é melhor não expressar esse pensamento quando alguém estiver em dificuldades.) E, ainda que possa reconhecer mais tarde os benefícios que surgiram por ter enfrentado o trauma, ele não deixa de ser um trauma, e há muita coisa para ser processada. Em algum momento, quando se sentir pronto, concentre-se na ideia de que você é a pessoa que consegue encontrar seu caminho por meio da tempestade, ficando com ela e procurando a passagem para o outro lado, mesmo que seja engatinhando. Você é a pessoa cuja alma aprende a se levantar independentemente do tempo que levar. Você é isso, não se esqueça.

O Nobre Caminho Óctuplo

Vamos esclarecer como lidar com a tempestade, seja ela qual for para você. Pense em uma ocasião em que perdeu a esperança. Pode ser uma tragédia com que você está lidando e pode ser um terrível mal-estar que o entorpece sem causa aparente. Talvez seja um obstáculo com o qual não lidou tempos atrás e que agora se tornou uma verdadeira tempestade, mas, seja o que for, está comprometendo sua capacidade de se sentir alegre e vivo.

Existe um conceito no budismo chamado Nobre Caminho Óctuplo. Normalmente é apresentado assim:

Compreensão correta
Pensamento correto

Fala correta
Ação correta
Modo de vida correto
Esforço correto
Consciência correta
Meditação correta

Entendeu? Eu também não. São palavras simples, mas são grandes conceitos, e minha compreensão é verdadeiramente introdutória. Mas vamos ver como meu pai e eu analisamos essas ideias (com o aviso importante de que nenhum de nós foi/é budista praticante):

Compreensão correta
Tradução de Bruce Lee (BL):
Veja claramente o que está errado.

Tradução de Shannon Lee (SL): Saiba e compreenda o que está errado; enxergue qual é o problema. Sinta os sentimentos e os identifique: tristeza, raiva, desconexão, sofrimento. Veja onde está abatido, bravo ou magoado. Se conseguir, identifique a origem disso.

Pensamento correto
Tradução de BL:
Decida ser curado.

Tradução de SL: Decida conscientemente que não quer mais viver dessa maneira. Resolva fazer alguma coisa a respeito. Estabeleça que vai fazer uma mudança e ter plena fé na ideia de que pode viver e ficar sem esse problema ou viver uma vida inteira dentro dele.

Fala correta
Tradução de BL:
Fale com o objetivo de ser curado.

Tradução de SL: Abandone a dúvida, a autodepreciação, a protelação das suas decisões, o fingimento, a mentira. Você está trabalhando em si mesmo – aproprie-se dessa ideia. Fale do problema e da solução com otimismo. Viva dentro da viabilidade da sua nova maneira de ser com as palavras que falar.

Ação correta
Tradução de BL:
É preciso agir.

Tradução de SL: Empunhe suas ferramentas e se ocupe. Viva a sua nova maneira de ser por meio de ações, pelo modo como você se apresenta para o mundo. Isso não significa que você é perfeito, mas que está objetivando alguma coisa e se movimentando nessa direção. Leia, assista a aulas, faça terapia, use afirmações positivas – aja!

Modo de vida correto
Tradução de BL:
Seu modo de vida não deve entrar em conflito com a terapia.

Tradução de SL: Não se comprometa com coisas que sabe que vão sabotar você – maus hábitos, ambientes tóxicos, relacionamentos negativos. A sua "terapia" são suas ações e as palavras que diz como parte da nova maneira de ser que está criando para si. Seu "modo de vida" não significa necessariamente o que você faz para viver, mas, sim, a vida, a vitalidade, o ambiente. Não crie intencionalmente obstáculos no seu caminho. Não crie dificuldades. Não deixe que outras pessoas fiquem no seu caminho. Mantenha o caminho tão desimpedido quanto possível.

Esforço correto
Tradução de BL:
A terapia precisa seguir adiante em "velocidade controlada".

Tradução de SL: Como um corredor de maratona, se sair correndo muito rápido desde a partida, não vai conseguir manter a velocidade até o fim. Não tenha pressa de "chegar lá" como se houvesse algum lugar para chegar. Trata-se apenas de viver com o máximo de vitalidade e autenticidade durante tanto tempo quanto for possível. Vá em frente em um ritmo que consiga manter e incorporar completamente.

Consciência correta
Tradução de BL:
Você precisa sentir isso e pensar a respeito disso constantemente.

Tradução de SL: Precisa querer se curar. Deve sempre manter a cura em mente e se direcionar para ela. Não precisa ficar obcecado, mas tem de estar comprometido com ela. Não vai querer esquecê-la. Se desviar do seu curso, lembre-se de retomá-lo. Precisa conservar a cura sempre presente, com clareza, e manter o rumo, cada vez mais.

Meditação correta
Tradução de BL:
Aprenda a contemplar com a mente profunda.

Tradução de SL: A mente profunda é a mente que escuta além dela mesma. É a que sente, a que se expande. Aquela que se integra ao corpo e à alma. A que não só analisa, mas a que contempla. Use-a para testar seus pensamentos como se fosse uma experiência. Deixe que aconteça a transformação dos pensamentos em sentimento e em ser. Sinta a possibilidade de expressá-los por meio de ações para que o interior e o exterior possam se unir. Aprenda a usar a mente como uma xícara criativa, infinita, sem limites, que deve ser enchida com sua força vital, que é, então, expressa por seu ser.

Sei que isso parece excessivo, mas não se prenda demais à ordem ou às regras desse caminho. Apenas se envolva no ecossistema. Quando eu estava na tempestade do meu luto, não tive consciência do processo por um bom tempo, e a coisa que me aconteceu primeiro foi o mantra interno, incessante e desesperado: "Me ajude. Não consigo mais viver assim". Imagino que eu conseguia ver o que estava errado porque reconhecia o sofrimento e o luto. Então, quando achei as palavras do meu pai e mergulhei nelas, decidi, inconscientemente, me curar e agir – porque, sinceramente, não aguentava mais viver daquela maneira. Comecei a seguir livros, sugestões e caminhos que chegavam até mim. Nada disso era metódico ou objetivo, mas continuei porque minha saúde mental dependia disso. Passei para a velocidade controlada por uma questão de necessidade.

O que aconteceu após isso foi o início da minha cura e a vida se abrindo para mim. Comecei a seguir adiante com clareza novamente. Depois de um tempo, decidi assumir o desafio de cuidar do legado do meu pai como forma de integrar a terapia ao meu meio de vida. Não era necessário fazer isso para me curar, mas senti que estava sendo chamada e me sinto abençoada por ter tido essa capacidade – mesmo que mais desafios surgissem à medida que continuava a me expandir, crescer e trabalhar para ser eu mesma. Só agora estou começando a apreciar e entender completamente como meditar com a mente profunda – o que significa não apenas pensar, mas sentir. Isso é algo para um próximo nível e leva tempo, então vá com calma e seja constante; pegue sua mão e puxe a si mesmo para a frente. E, se tiver alguém que possa, da mesma forma, agarrar sua mão e puxá-lo para a frente, peça ajuda a essa pessoa também.

Tudo isso exige sinceridade e comprometimento. Você se lembra de que eu disse que não seria necessariamente fácil? Mas ficará mais fácil conforme se tornar uma parte de você e um modo de vida. Isso vai transformá-lo.

O entusiasmo é uma divindade

O meu desejo é que você mantenha o entusiasmo no coração, porque ele é um subproduto natural do crescimento consciente e da cura. Quando perceber que conseguiu isso por intermédio da tempestade, primeiro ficará aliviado e, depois, entusiasmado. Atice o entusiasmo como se ele fosse uma chama, e deixe que queime ainda com mais brilho. Meu pai disse: "Entusiasmo é uma divindade dentro de nós e se torna instintivamente a arte da transformação física". Quando estamos entusiasmados, somos inspirados pela vida. Ficamos alegres; ficamos mais motivados. Se lhe falta confiança neste momento, deixe a curiosidade dar lugar ao entusiasmo, porque isso vai se traduzir naturalmente no desejo de se envolver, de atuar, e esse desejo vai levar à ação, e a ação, à vitalidade e a momentos de muita alegria e confiança.

Você se lembra da carta que meu pai escreveu a Pearl quando tinha 21 anos? Nela, ele disse também: "Sinto que tenho uma força criativa e espiritual muito grande dentro de mim, maior do que fé, ambição, confiança, determinação e visão. É tudo isso combinado. Meu cérebro fica magnetizado com essa força dominante, que eu seguro na minha mão".

Perceba que tem uma grande força criativa e espiritual nas mãos. Essa força é você. E cabe a você orientar, crescer e criar. Essa força é o seu potencial esperando para ser descoberto. É a luz que vai guiar você para fora da escuridão.

Posso dizer honestamente, vinte e sete anos depois da morte do meu irmão, que, por ter mergulhado fundo no luto e ter me curado do trauma, hoje sou uma pessoa melhor, mais inteira. Gostaria de ter aprendido o que aprendi sem perdê-lo;

o que sempre será verdadeiro, e ainda estou aprendendo muito agora. A morte ensina muito sobre a vida, sobre o que é estar vivo, como tudo é passageiro, quanta coisa existe para ser valorizada, o quanto a negatividade e a raiva são inúteis. Essas são lições extraídas das características eternas da alma e da resiliência, lições sobre amor verdadeiro e integridade, sobre se desapegar e sobre aceitação. Lições que me levaram até você enquanto me deixava carregar pela correnteza.

Não existe lugar para o homem ir fora deste mundo; nenhum bar onde consiga superar a ansiedade; nenhuma cela em que possa expiar sua culpa. Assim, em vez de nos dizer qual é o problema, o *zen* insiste que toda a dificuldade reside na nossa impossibilidade de perceber que o problema não existe. Isso significa, evidentemente, que também não existe solução...

8

O vazio habitável

Pode-se dizer que o vazio tem dois aspectos: ele apenas é o que é. Ele é percebido; tem consciência de si mesmo. E, por assim dizer, essa consciência está "em nós", ou melhor, "nós estamos nela".

No texto do meu pai, há uma seção sobre como a água se torna a xícara, a garrafa ou o bule quando colocada nesses recipientes. É um comentário sobre sua maleabilidade – que ela rapidamente se adapta a qualquer situação em que se encontre –, mas também sobre o que ele chamava de vazio habitável. É o conceito de que a água responde direta e imediatamente ao ambiente e está em cocriação com ele. Ela não precisa avaliar a xícara e se vai ou não se ajustar a ela, ou qual a melhor forma de enchê-la. Ela só vai para dentro de maneira natural, imediata e simples.

O golpe é dado por si mesmo

Quando o filme *Operação Dragão* foi exibido pela primeira vez, havia sido cortada uma cena que meu pai tinha escrito e filmado, que estava presente na primeira parte do filme. Em seu vigésimo quinto aniversário, a Warner Brothers incluiu essa cena. Nela, meu pai está caminhando com um monge, que é seu mestre, e o mestre lhe faz perguntas.

> Monge: *Vejo que seus talentos vão além do nível meramente físico. Suas habilidades agora chegam à percepção espiritual. Tenho muitas perguntas. Qual é a técnica mais elevada que você espera alcançar?*
>
> Lee: *Não ter técnica.*
>
> Monge: *Muito bom. Quais são seus pensamentos quando está diante de um oponente?*
>
> Lee: *Que não existe oponente.*
>
> Monge: *E por que isso?*
>
> Lee: *Porque a palavra* eu *não existe.*
>
> Monge: *Então, continue.*
>
> Lee: *Um bom artista marcial não fica tenso, mas pronto. Não fica pensando nem sonhando, mas preparado para o que vier. Quando o oponente se expande, eu me contraio. E, quando ele se contrai, eu me expando. E, quando aparece uma oportunidade, eu não bato. O golpe é dado por si mesmo.*

"O golpe é dado por si mesmo." Isso é o que ele quer dizer com o vazio habitável, seja nas artes marciais, seja na vida. Mas vamos recuar um pouco e começar desde o início com o que sabemos sobre o vazio.

Ele apenas é o que é

Até aqui, temos falado do vazio como um estado de espírito – a ideia de ficar aberto e presente para o que estiver acontecendo sem julgamento ou pensamento condicionado. Você se lembra da consciência sem opções? Esvaziar a xícara da mente? Esse é o primeiro aspecto do vazio habitável. O primeiro nível de consciência é libertá-lo da prisão dos seus pensamentos intrinsecamente dualísticos – bom/ruim, certo/errado – e ver as coisas como elas são, sem acessórios. Na verdade, não há nada a fazer, só aceitar, conhecer e sentir tudo o que surge a cada momento, inclusive qualquer resistência que possa sentir.

Outra forma de olhar para esse aspecto do vazio é dizer que a mente vazia é a postura mental de honestidade, sinceridade, autenticidade e franqueza. A fim de se envolver abertamente com o que está acontecendo, precisamos ser completamente honestos e sinceros conosco. Precisamos abordar todas as experiências de frente e sem preconceitos. Se conseguir estar presente e ser honesto em relação à experiência, poderá começar a pesquisá-la. Vai perceber o que o ilumina, o que ama, assim como aquilo que o deixa para baixo e o que você não quer. Vai começar a perceber onde estão os obstáculos – as pessoas a quem oferece resistência, os lugares a que não dá atenção, os padrões que repete. Nessa condição, você entende e enxerga quais são seus pensamentos obsessivos, rotinas, julgamentos, como interage e reage nos relacionamentos – mas se, e somente se, você for completamente honesto e sincero consigo mesmo.

O que quero dizer é que é fácil para mim me exibir, ser pretensioso, ser invadido pela arrogância e depois me sentir o maioral... Mas expressar-se honestamente, sem mentir para ninguém... isso, meu amigo, é muito difícil de fazer.

Quando paramos de mentir para nós mesmos e nos tornamos completamente sinceros, todas as ferramentas e ideias de que temos falado e exercitado até aqui já nos deixaram preparados para o vazio habitável.

Eu o chamo assim porque não se trata de algum buraco negro ou vácuo que engole tudo em seu caminho. É um domínio da consciência elevada que se move sem esforço e é muito viva. Aqui, você é o observador e o sensor ativo que capta tudo sem obstrução. Meu pai tinha muitos nomes para o vazio: vacuidade, nada, a forma sem forma etc. Também chamava esse aspecto do vazio habitável de "sem mentalidade". Ele disse: "Sem mentalidade não quer dizer não ter emoção ou sentimento, mas se diz de alguém cujos sentimentos não estão bloqueados ou paralisados – uma mente que não fica presa". Então temos uma mente aberta, sensível e honesta e, agora, uma mente que não quer ficar presa a nada. Estamos conscientes dos nossos pensamentos e sentimentos, mas não ficamos presos a um círculo vicioso (obsessivo, distraído, sobrecarregado, confuso).

Ninguém domina seu conhecimento técnico a menos que remova seus entraves psíquicos e consiga manter a mente em estado fluido, já purificada de qualquer técnica que tenha obtido – com esforço não consciente.

Quando meu pai fala de "entraves psíquicos", ele se refere a qualquer coisa que bloqueie seu fluxo e sua expressão imediata. Queremos remover esses entraves para nos afastarmos da reação e nos aproximarmos da resposta qualificada.

Há aqueles que reagem e os que respondem. A reação é uma expressão não qualificada, que acontece quando não estamos conscientes do nosso estado e do nosso cérebro primitivo, ou quando nosso ego opera a engrenagem. Já a resposta é uma expressão qualificada, na qual o eu mais elevado está presente e no comando, e é feita uma escolha natural e excepcional. Para remover os entraves psíquicos, precisamos ter consciência deles. Devemos ter conhecimento de nossas frustrações e condicionamentos a fim de desfazê-los. Meu pai nos incentiva a cultivar "uma mente que não tem morada, mas que flui incessantemente e se move para além das limitações e das diferenças". Não paramos de ter diferenças ou de sentir limitações; apenas decidimos não deixar que elas nos controlem. Permanecemos conscientes na interação incessante da vida. Removemos os bloqueios mentais, pensamentos obsessivos, mente calculista, necessidade de ser melhor do que os outros e de parecer bem diante dos outros, e passamos a ser apenas – assumida, sincera, honesta e totalmente – nós mesmos.

A partir desse lugar excepcional, você não precisa mais se posicionar antes de falar ou agir, apenas fala ou age com a confiança de que está sendo a melhor versão de si mesmo no momento da ação. Toda a sua prática é para isso – atingir um lugar onde não seja preciso parar para analisar tudo, em que não tenha de se lembrar de fingir qualquer coisa. Como meu pai dizia: "O conhecimento e a capacidade que você alcançou são, afinal, para serem 'esquecidos', para você poder flutuar no vazio confortavelmente, sem obstrução". Imagine o que seria mover-se com confiança e naturalidade em todas as situações. Seria o máximo em termos de poder pessoal, liberdade e expressão. O que é preciso para alcançar esse nível de proficiência pessoal?

Os estágios de cultivo

Você pode estar pensando que existem muitas pessoas que "não estão pensando" sobre o que fazem ou o que sai da sua boca, e elas não lhe parecem "mestres na arte de ser"! E estará certo. Existe o comportamento inconsciente e o comportamento consciente. Para direcionar a progressão do inconsciente para o consciente e daí para o vazio, que compreende os dois, meu pai criou sua versão dos estágios de cultivo. Para ele, havia quatro estágios de cultivo, os quais explicavam o processo de maturação da arte humana.

Em 1966, meu pai pediu a George Lee, que tinha feito a miniatura de lápide para ele, para fazer quatro placas que representassem os estágios de cultivo que tinha determinado para si mesmo e sua arte de *jeet kune do*. Os estágios eram:

Parcialidade
Fluidez
Vacuidade
Jeet Kune Do

Estágio 1: Parcialidade
A parcialidade é onde a maioria começa, e é um comportamento inconsciente. Nas artes marciais, é o praticante iniciante e imaturo para quem (por exemplo) um soco é só um soco. Alguém lhe pede que dê um soco; ele nunca deu um soco antes, então dá

apenas um soco. Ele não pensa na melhor forma de dá-lo e, mesmo que o faça, não tem nenhum conhecimento específico sobre o assunto – apenas pensa no que acha que um soco deveria ser. É um soco, mas não é elegante. Há nele uma selvageria inexperiente e sem controle; não tem técnica nem habilidade. Este estágio é representado pelo *yin* e *yang* separados, sem ligação interna, e que meu pai chamou de "a corrida para o extremo".

Quando se aplica este estágio à vida, não existe consciência em relação a pensamentos, emoções e ações. Funcionamos com reações inábeis ao que estreitamente percebemos como bom ou ruim, certo ou errado. Quando ficamos na defensiva e não queremos ouvir ou levar em consideração o ponto de vista ou o sentimento de outra pessoa, estamos sendo parciais. Nós nos recusamos a ver que existe outro lado, outra experiência, ou qualquer outro caminho. Não damos a ninguém o benefício da dúvida nem levamos em consideração que a pessoa parte do seu próprio conjunto de experiências e de conhecimentos para chegar a esse ponto. Não queremos ver os bloqueios que estão nos mantendo presos em padrões comportamentais. Estamos sendo jogados de um lado para o outro pelas ondas da vida e não sabemos onde a praia está; apenas lutamos para manter a cabeça fora da água a todo custo.

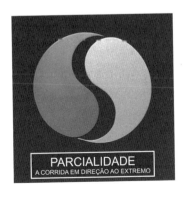

Estágio 2: Fluidez

A fluidez é o estágio que atingimos assim que tomamos conhecimento de que nós (e todos os outros) temos muita coisa para aprender e começamos a nos trabalhar. É o estágio de cultivo da consciência desperta. Nas artes marciais, é quando o soco não é mais apenas um soco. De repente, reconhecemos toda a complexidade exigida para um soco bem-sucedido, treinamos e começamos a ganhar habilidade. Percebemos que um soco não acontece apenas com o braço e o punho, mas que um bom soco envolve o corpo inteiro e os sentidos. Começamos a ver que, para socar bem e atingir o alvo, precisamos estar em excelente condição, levando em consideração tudo o que está à nossa volta – quem ou o que estamos mirando com nosso soco, onde estamos, como nos sentimos, o que está acontecendo –, e aprender a trabalhar com o que estiver aí. Meu pai chamava essa configuração de "duas metades e um todo" e a representava em uma placa com o símbolo *yin-yang* completo, com dois arcos circulando-o, mostrando a inter-relação constante das forças complementares.

Neste estágio, estamos abertos e comprometidos em aprender e melhorar. Percebemos que aproveitar nosso potencial está ao nosso alcance, mesmo que seja ao mesmo tempo emocionante e assustador.

Conhecemos nossos erros e bloqueios e criamos processos para praticar, aprender e crescer. Percebemos que a fluidez é uma possibilidade, e o equilíbrio e a totalidade tornam-se objetivos reais porque estamos começando a ver os resultados da nossa consciência e do nosso esforço. Cultivamos as ferramentas e trabalhamos para mudar e compreender a nós mesmos, o que então começa a se estender para nossa vida na forma de compaixão por todos ao nosso redor. Por que compaixão?

Porque, conforme começamos a crescer e entender nossas limitações, passamos a reconhecer as limitações das outras pessoas, e nossos sentimentos em relação a elas mudam.

Penso que meu pai mergulhava e saía da fluidez desde cedo, mas creio que, para ele, este estágio estava ligado à época que se seguiu à luta em Oakland, quando ele fez um esforço consciente para deixar de lado seu treinamento rígido e olhar para si e para a sua arte com outros olhos. Nessa reviravolta, começou realmente a mudar, a se expressar e a realizar. Refletiu sobre o que seria necessário para ficar mais completo como artista marcial e como ser humano. Procurou por entendimento e habilidade enquanto examinava todos os tipos de luta, preparo físico, nutrição e filosofia. E treinou, descobriu e integrou tudo isso ao seu modo de viver.

Na fluidez, vemos que a vida é rica e variada e que não existe apenas uma solução para cada problema. Envolvemos muitas ferramentas no processo e desenvolvemos mais. Nós nos tornamos criativos e mais expressivos. Somos capazes de ter momentos de fluidez e desejo de conseguir consistência no fluxo. Aprendemos a aceitar a natureza mutável da vida e a trabalhar com ela, não contra ela.

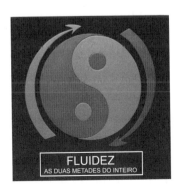

Estágio 3: Vacuidade

O estágio do vazio habitável ou a "forma sem forma", como meu pai registrou na sua placa dentro de um quadrado preto vazio.

Esse é o ponto em que consciência e inconsciência começam a trabalhar juntas, como se fossem uma só. Não há mais metades, apenas a totalidade. Fazendo uma analogia com artes marciais, quando atingimos o estágio três, o estágio da vacuidade, um soco é, outra vez, apenas um soco – o que quer dizer que agora chegamos a um ponto de habilidade tão aprimorada que não precisamos mais pensar em como dar um soco, ou em seus elementos, ou até mesmo quando desferi-lo; agora podemos simplesmente dar o soco. Mas ele será um soco magistral – ao mesmo tempo hábil e espontâneo.

Meu querido amigo e colega Chris me deu o romance *Musashi*, de Eiji Yoshikawa. O livro trata da vida real de um samurai do século XVII, Miyamoto Musashi, que escreveu *O livro dos cinco anéis* (que meu pai tinha em sua biblioteca); no romance encontrei uma passagem que capta lindamente a noção do vazio habitável:

O plano surgiu para ele como um raio de luz. Não se fundamentava nas teorias da Arte da Guerra, que constituíam o filamento da intuição dos guerreiros treinados. Justificar um modo de ataque era um processo moroso, muitas vezes resultando em derrota nas situações em que a velocidade era essencial. O instinto do guerreiro não era para ser confundido com o instinto animal. Como uma reação visceral, surgia da combinação de sabedoria com disciplina.

Era um raciocínio definitivo que ia além da razão, a habilidade de fazer o movimento certo em uma fração de segundo sem passar pelo processo de pensar.

Você se lembra da cena entre Lee e o monge na abertura do capítulo? O ápice da técnica é não ter técnica. Ou, como Musashi citou, o curso de uma ação imediata não é para ser fundamentado em teorias e técnicas sobre a Arte da Guerra, mas torna-se a habilidade de fazer o movimento certo em uma fração de segundo sem passar pelo processo de pensar. A resposta só acontece por meio da combinação de sabedoria e disciplina que o guerreiro alcançou. Ela emerge do vazio, onde não existe o eu nem o oponente. Há somente a totalidade do que é e do que acontece em resposta ao que é. Em outras palavras, o golpe é dado por si mesmo! É o ápice do nível de maestria da água.

Neste estágio de maturidade, você se torna ilimitado. Fica no ponto central das possibilidades com a capacidade de se mover em qualquer direção. Não se trata mais de uma leitura tática, mas sim de consciência total com expressão instantânea. Aqui, a vacuidade não é apenas um estado de espírito disciplinado livre de julgamento, mas um ambiente para criação sábia *e* instintiva, em que você cocria a fluidez incontrolável da vida com o momento. Na vacuidade, nós e o vazio somos um só.

A fim de entender o processo para atingir este estágio avançado de vacuidade (e antes de passarmos ao estágio quatro), precisamos olhar mais de perto os mecanismos para chegar lá.

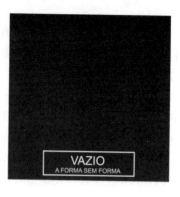

Construir uma ponte sobre o espaço

Nas artes marciais, há um conceito conhecido como construir uma ponte sobre o espaço. O espaço, simplificando, é o espaço entre você e seu alvo ou oponente. Aquele que for capaz de fazer a ponte sobre esse espaço com mais eficiência e sem se colocar em perigo é quem tem a melhor qualificação ou o melhor *kung fu*. Nessas lutas, existem muitas ferramentas que você precisa ter para fazer isso do modo certo. Necessita-se de grande mobilidade – chute rápido em qualquer direção. E de muita sensibilidade – ser capaz de ler o oponente e seus movimentos ao ficar totalmente presente e responsivo à mínima mudança na condição. É preciso ter senso de oportunidade – ter condições de encontrar os bolsões de entrada perfeitos em que facilmente pode deslizar. É necessário grande entendimento – a capacidade de trazer a intervenção de toda a sua experiência. E deve ter muita espontaneidade – ser capaz de se mover imediatamente sem "telegrafar" seu movimento antes do tempo. Seria a interação perfeita entre presença e movimento. Como meu pai dizia:

Para alcançar a unidade verdadeira de movimento e fluxo, é preciso construir uma ponte sobre o espaço entre os movimentos.

Como aplicar isso à vida? Sobre qual espaço estamos tentando construir uma ponte? Nas artes marciais, tentamos construir a ponte sobre o espaço entre nós e nossos alvos – na vida, isso tem a ver com todas as nossas interações, como objetivos, sonhos, relacionamentos e trabalho. Devemos levar as ferramentas das artes marciais para construir nossa ponte no nosso dia a dia: queremos cultivar a mobilidade – sermos capazes de lidar com um problema partindo de diferentes ângulos e continuar nossa vida imediatamente. Desejamos ter sensibilidade – conseguirmos observar o que a situação pede ao entender o que está acontecendo e saber como nos sentimos e o que estamos querendo. Queremos ter senso de oportunidade – sermos capazes não apenas de liderar, mas de sermos conduzidos ao melhor momento para agir. Precisamos ter entendimento – depois de olhar e aprender com nossas experiências passadas a fim de levar a sabedoria que alcançamos para a situação diante de nós. E desejamos espontaneidade – termos a capacidade de agir para atender nosso melhor interesse com naturalidade e prontidão, sem ficarmos atolados em preocupações.

Observe que o espaço é lugar da vacuidade. Na verdade, é onde nasce a realidade. É o momento, por menor que seja, em que a escolha é feita. Nesse espaço mínimo repousa o momento de decisão, ação, reflexo, pensamento. Esse espaço vazio é o lugar em que a consciência e a inconsciência se encontram, porque, aí, algumas vezes fazemos uma escolha consciente e, em outras ocasiões, reagimos inconscientemente, impelidos por nosso condicionamento e treinamento. Frequentemente, nossas escolhas são influenciadas pelo tempo que teremos para escolher um caminho – muito tempo, e poderemos pensar mais e agir mais conscientemente; sem tempo, e acabamos por agir subconscientemente. Quanto mais praticarmos escolher rapidamente e quanto mais exercitarmos condicionar nosso subconsciente, o espaço se tornará menor independentemente de quanto tempo nos foi dado. Aprendemos a agir a partir do instinto cultivado.

Então imagine que está em consonância total com esse espaço, não importa quão mínimo ele seja. Você poderia escolher conscientemente sua resposta com facilidade e confiança, ou poderia condicionar seu subconsciente com tanta prática e positividade que, ao responder inconscientemente, a resposta ainda será uma perfeita expressão fácil e confiante. E se o espaço se tornar tão ínfimo que parece ter desaparecido completamente? Essa continuidade é o sentimento de fluidez verdadeira, em que nos movimentamos dentro da unicidade. Como Bruce Lee nos relembra:

Todos os movimentos partem da vacuidade. Mente é o nome dado a esse aspecto dinâmico da vacuidade, e vacuidade é sinceridade, portanto não existe tortuosidade nem motivação egocêntrica, apenas veracidade e objetividade, o que não permite que exista nada entre ela e seus movimentos.

Queremos exercitar a criação da ponte entre o sentir e o fazer. Eu disse "sentir" em vez de "pensar" porque, tradicionalmente, pensar implica a mente analítica e não abrange intuição, instinto, sentimento e subconsciente. Até aqui, discutimos como desenvolver o corpo inteiro como um instrumento sensitivo para trabalhar em sintonia com a mente e agora estamos procurando uma forma de encurtar a resposta de tempo entre sentir e fazer, de tal modo que pensamento e ação se tornem a unicidade de expressão.

O nosso objetivo é que não haja desarticulação nos movimentos. Eles são feitos com fluidez contínua, como o movimento de um rio que está sempre correndo, sem parar por nenhum instante nem estagnar.

Como fazemos isso? Bem, cabe a você escrever o manual de instruções. Por meio de toda a sua prática e descoberta, sua capacidade de sentir o que funciona melhor para você foi se desenvolvendo. Meu pai disse que "a percepção é o caminho da verdade", mas ela não lhe pode ser dada por ninguém. Você precisa descobri-la. A percepção vem da consciência descomplicada e flexível, sobre a qual você pode agir imediatamente porque fez seu trabalho de conhecimento interior – e porque você quer viver plenamente e estar pronto para agir.

A liberdade não pode ser preconcebida. Para reconhecê-la é preciso uma mente alerta, cheia de energia, capaz da percepção imediata sem passar pelo processo gradual, sem a ideia de um fim a ser lentamente alcançado... A esta altura, você poderia me perguntar: "Como, então, ganhar a liberdade ilimitada?" Não posso lhe dizer, porque isso se tornaria uma tática. Embora possa lhe dizer o que ela não é, não posso dizer o que ela é. ISSO, meu amigo, você precisará descobrir por si mesmo.

A sensação de liberdade resulta do aprendizado de como fluir sem esforço pela vida. O esforço que aplicamos é o do treinamento, de nos trabalharmos cada vez mais de modo a nos tornarmos mais inteiros e podermos escolher como vamos responder ao rápido desenrolar da vida com facilidade. Precisamos parar de pensar demais e deixar que a naturalidade se torne a norma. Todos nós já tivemos a experiência de saber o que fazer ou o que dizer em determinado momento, e pareceu tão certo e tão natural, e houve entusiasmo ou facilidade permeando a troca inteira. Pode ter sido em uma conversa pessoal, em um encontro de negócios, em uma quadra de tênis ou em uma luta, em que você se conservou magistralmente calmo porque conseguia ver a situação com toda a clareza.

Como praticar ser uno com o momento e criar uma ponte sobre o espaço? Uma forma de observar isso é não pensar duas vezes, considerando que você já tem uma prática pessoal e sólida. Assim, por exemplo, quando alguém lhe estende a mão, você a aperta se for essa a disposição que lhe vem instantaneamente. Ou quando alguém lhe pede para fazer algo que não parece certo, pode responder simplesmente: não, obrigado. Quando alguém lhe oferece uma oportunidade (como assinar um acordo para dois filmes em Hong Kong, com um estúdio e um diretor sem histórico comprovado), você sente imediatamente se isso se encaixa e pode dizer sim ou não com toda a confiança.

É simples

O desafio quando se trata da noção de vazio é que ela é ao mesmo tempo simples de entender e difícil de pôr em prática. Adoro a descrição de simplicidade do meu pai. Ele disse: "Simplicidade é uma característica de percepção na abordagem de qualquer problema". O vazio? Simples – fique presente, seja sensato e receptivo o tempo todo. Só que isso é muito difícil de fazer! A ideia é facilmente traduzida, mas atingir a simplicidade no fazer parece desafiador e pode exigir uma prática fora do normal. Para começar, você consegue integrar a ideia de simplicidade em sua própria abordagem? A verdade é que você não acertará o tempo todo, independentemente da sua habilidade. Mas já abandonamos a noção de certo e errado. Devemos ser gratos aos erros, porque não existe aprendizado se nada der "errado". E, sem aprender, não existe a expansão para o nível seguinte de ser. Por isso, não fique atolado em sua abordagem antes de praticar; apenas pratique.

Ao fragmentarmos a ideia da totalidade, ficamos admirados ao ver tantas partes diferentes – ser observador estando totalmente envolvido, estar presente e sentir ao mesmo tempo, reagir naturalmente enquanto procura atingir seus sonhos, conhecer a si mesmo e simultaneamente esquecer-se de si mesmo. Socorro! Por isso sugerimos que você não a fragmente – simplesmente comece, e então pratique e aperfeiçoe. E, em vez de tentar ser mais, almeje ser menos – menos bloqueado, menos compartimentado, menos separado, ter menos ego. Com o tempo, o menos se torna mais – mais pacífico, mais saudável, mais inteiro, mais verdadeiro.

Meu pai frequentemente ligava o processo de alguém se transformar em seu eu verdadeiro ao do escultor. Somos o pedaço de mármore bruto e, em vez de tentar adicionar mais mármore para fazer a escultura, devemos desbastar tudo o que estiver escondendo a arte dentro dele. A cada parte que retiramos com o cinzel, revelamos nosso eu verdadeiro. Meu pai usava também esta analogia com as artes marciais:

> Ser sábio em *gung fu* não significa adicionar, mas ser capaz de remover a sofisticação e os ornamentos e ser apenas simples – como o escultor que ao esculpir uma estátua não acrescenta, mas corta fora o que não é essencial para que a verdade seja revelada sem obstrução.

"Para que a verdade seja revelada sem obstrução" – isso é o que somos afinal. E, para mim, nossa "verdade" é igual à nossa "alma". No mundo do meu pai, o ápice do cultivo é passar de experimentador (que pode ficar ligeiramente afastado e avaliar a experiência) à experiência. Quando você é a própria experiência, não há tempo para avaliar ("esta experiência é ótima!") – só o que existe é a experiência, e ela é o que é, e nós somos ela. Isso é ser inteiro. Isso é a totalidade. A verdadeira fluidez. E, quando começamos a fluir, coisas mágicas começam a acontecer...

Mágica nº 1:
Seu ritmo melhora

Muitas pessoas que tiveram acesso ao arquivo de todos os livros e textos do meu pai ficaram admiradas pela enorme produção de um homem que viveu somente até os 32 anos, durante uma época em que também fez filmes, deu aulas e ajudou a dar início a uma família. Como ele era capaz de ser tão produtivo? Vivendo no vazio e não ficando preso no espaço sem uma ponte. E, quando você não fica preso no espaço, seu ritmo melhora exponencialmente.

Seu ritmo de criação, de ação, era rápido – não acelerado, não ansioso e não estressado, apenas imediato. Ele ficou tão apto a transformar pensamento em ação (ajudado por sua prática em artes marciais), que isso se tornou sua segunda natureza. Quando tinha uma ideia, ele a executava imediatamente. Acontece que nem todas as ideias são boas, mas vai chegar às boas mais rápido se passar pelas ruins mais rápido. O objetivo não é *não* falhar; é falhar mais rápido para que as lições dos fracassos possam ser integradas e o levem a ser bem-sucedido mais rapidamente.

Quantos de nós temos coisas que gostaríamos de fazer, mas que continuamos a adiar indefinidamente? Pense sobre quando teve um pensamento, até mesmo "preciso lavar a louça", mas não executou a ação. E mais tarde você se pune por ainda não ter lavado a louça, ou talvez tenha pensado nisso cinco vezes antes de realmente agir e, enquanto lava, fica meio chateado por ter que fazer isso porque deixou a louça suja até se sentir cansado e com um só desejo – ir se deitar. Agora imagine que pensou na louça para lavar e foi fazer isso. Feito. Maravilha. Que venha o próximo. Nenhum tempo desperdiçado em pensamentos extras a respeito da tarefa ou em censuras por adiá-la – ela (e você) não está mais carregada da negatividade que a desanima.

Use esse exemplo para alguma coisa maior. Você pensa: "Sempre quis escrever um romance". E quando tem esse pensamento você está cheio de entusiasmo. Se esse pensamento for seguido por outros sobre sua possível inadequação, ou como não tem tempo, ou como essa ideia é ridícula (afinal, não é escritor), você fica solto no espaço sem contar com nada além de uma frágil ponte suspensa. Mas, se seguir o pensamento pegando uma caneta ou abrindo o computador para começar a escrever suas ideias, ou caso se inscreva em uma oficina *on-line* de escrita criativa, não estará mais solto no espaço. Você o terá transposto. Quer escreva um romance inteiro, quer não, agora tem o início de algo para lidar. E precisa decidir quanto de esforço será necessário empregar para sua realização. Pode ser que leve dez anos para escrever um livro. Mas suponha que, se tiver caído no espaço entre o pensamento e a ação (a versão buraco negro do vazio, em vez da versão viva, criativa) e nunca tiver começado, tudo o que terá tido em dez anos será desperdício de tempo, energia, pensamentos e sentimentos sobre o romance que nunca escreveu e nenhum resultado concreto para apresentar.

Vamos examinar um exemplo diferente. Você está conversando com alguém que conheceu recentemente e pensa: "Eu realmente gosto dessa pessoa; me sinto tão bem quando estou com ela", mas pensa duas vezes e não expressa o que está sentindo. E a pessoa nunca vai saber como você se sente em relação a ela, perdendo a oportunidade de deixar a relação de vocês mais próxima ao não favorecer uma possível ligação com ela; além de sacrificar sua autoexpressão naquele momento. Ou eu deveria dizer naquele espaço? Isso não significa que todo pensamento deva ser expresso, mas quando parece vir da alma, então pratique expressando-o honestamente em voz alta e em tempo real.

Como vai saber o que é uma expressão da sua alma? Primeiro, não sou eu quem vai lhe dizer – experimente e descubra (volte aos capítulos iniciais). Alterne expressar e não expressar e perceba qual parece certo. Se não expressar alguma coisa e ela continuar a pipocar em sua mente espontaneamente, então parece que está procurando ser expressa, e você precisa decidir qual é a expressão certa. Observe como o seu corpo se sente. Quando se sentir leve e energizado, deve seguir essa disposição. Se sentir o corpo contraído, afundado ou exaurido, descubra como purgar, expressar e expulsar esse sentimento de uma forma produtiva. Aprenda a adotar a ação positiva, irrestrita, e de repente vai conseguir realizar muito mais em muito menos tempo – e vai olhar para trás e se emocionar com seu progresso.

Mágica n° 2:
Você se sente fortalecido

Outra mágica que pode acontecer ao construir uma ponte sobre o espaço e viver no vazio é o fortalecimento pessoal. Você começa a se sentir o mestre do seu destino. Está conduzindo o navio. Seu interior está começando a corresponder ao seu exterior – você está alinhando os pensamentos às ações. Está se tornando seu eu verdadeiro e totalmente pronto para responder em todas as ocasiões. Não precisa mais usar uma máscara criada cuidadosamente para quem quer que seja ou esconder quem você realmente é. Isso o faz se sentir bem, deixa-o mais confiante e, por fim, mais fortalecido.

Isso pode ser um pouco assustador a princípio, mas, quando limpa seu armário mental e assume a responsabilidade por seus pensamentos e ações, chega ao amadurecimento. Isso se chama ser autêntico.

Cada um é capitão da sua alma, o mestre da sua vida. O que provoca essa percepção e subsequentemente causa uma mudança de comportamento? Ser verdadeiro. Aceitar a responsabilidade por si mesmo.

Há uma citação de e. e. cummings que diz: "É preciso coragem para crescer e se tornar quem você realmente é". E é verdade. Expressar-se integralmente e tornar-se responsável por todas as suas ações e escolhas é um comportamento adulto. No entanto, se existe algo que percebi várias vezes, é que, em qualquer situação, as pessoas gostam quando as outras são autênticas e assumem a responsabilidade por elas próprias, especialmente se conseguem fazer isso com delicadeza. E esse comportamento não é bom apenas para quem recebe, mas também para a parte responsável. Sim, pode ser difícil e até doloroso, mas constrói a integridade. E ter integridade leva à sensação de fortalecimento e plenitude.

Que tal ser responsável e claro ao se comunicar? Que tal livrar-se da dependência dos outros e firmar-se sobre os próprios pés? Você consegue ser atento *e* honesto? Confiável *e* amoroso? O quanto seria fortalecedor falar e agir a partir do seu coração, com presteza, confiança e compaixão?

Meu pai disse: "Todas as circunstâncias na vida de alguém são resultado de uma causa decisiva – o modo e o controle são seus". O modo e o controle são seus. Você tem a capacidade de apropriar-se das suas circunstâncias, a fim de se ver de verdade e, então, entrar em colaboração consciente consigo e com a vida, e precisa se decidir sobre como vai fazer isso. Não existe modo certo ou errado; apenas assumir responsabilidade ou não. E assumir responsabilidade é se fortalecer. Quanto mais praticar, menos assustador isso ficará, quanto mais natural se tornar, mais perto você estará de viver no vazio, de agir a partir da raiz do seu ser.

A raiz é o ponto sobre o qual se apoiará a expressão da sua alma; é o "ponto de partida" de todas as manifestações naturais. Quando a raiz é negligenciada, aquilo que brotará dela deixará de ser bem-ordenado.

De uma alma bem enraizada e ordenada brota uma vida fundamentada e autêntica. E, quando você corresponde à autenticidade do coração e da alma, faz isso com humildade e sem necessidade de aprovação porque sabe quem você é de verdade. Não precisa que ninguém lhe garanta isso. Pode ser autêntico e criativo dentro do vazio habitável, saltando sobre todos os espaços com confiança, apenas porque isso faz você se sentir completamente fortalecido.

Mágica nº 3:
Você está seguro

Quando você está vivendo no vazio e se sente pleno e autêntico, desabrochando, começa a se sentir seguro. Quando digo seguro, quero dizer interiormente seguro – sentindo que pode confiar, cuidar e apoiar a si mesmo, e que consegue ficar bem independentemente com quem esteja ou o que esteja acontecendo, sendo você mesmo sem medo. Quando seus esforços se tornam naturais e objetivos, não precisa provar nenhum ponto, posicionar-se ou manipular uma situação ou um relacionamento para garantir que os outros pensem bem de você. Pode pensar que fez aquilo porque se sente bem e fortalecido e está sendo inteligente, mas na maior parte das vezes você faz aquelas coisas porque não está suficientemente bem ou fortalecido da maneira que é; e, nessa condição, sente-se vacilante, inadequado e cheio de medo – sente-se inseguro.

A sensação de insegurança é um impulso poderoso para levar você a fazer tudo o que for possível para que ela desapareça. Mas o verdadeiro guerreiro (a pessoa normal que lida com a vida de frente) não procura a segurança do lado de fora. Ele trabalha para alimentar seu senso de segurança interior, que vem do trabalho diligente de se autoconhecer e fazer um aliado a partir da mudança e do desconhecido. Se você faz uma imagem de guerreiro como alguém que entra corajosamente na batalha, substitua essa imagem pela de alguém que valentemente recebe o que a vida lhe traz com graça e determinação, alguém que não foge diante do desafio nem do reconhecimento das suas próprias fraquezas, alguém que não procura apenas uma imagem ideal, mas uma alma ideal. Esse é o guerreiro e herói modernos.

E, a propósito, os guerreiros também têm medo, mas não se sentem vacilantes ou inseguros. Isso porque sabem que possuem os instrumentos, a capacidade e a confiança para resolver os próprios problemas ou fracassar com graça; sabem que estão em cocriação com a própria vida e todas as outras ao redor. *Eles* decidem quando agir e quando se retrair. Estão em contato profundo com suas habilidades, e assim podem mover-se rapidamente por cima do espaço e entrar definitivamente no vazio para agir diante de uma corrente que flui lindamente ou do rugido de uma tempestade, seja o que for que surja.

Vamos colocar desta forma: Não tenho medo de um oponente diante de mim; sou autossuficiente. Ele não consegue me perturbar. E, então, se devo lutar, fazer qualquer coisa, eu me decido, e é isso aí, *baby*...

E isso nos leva ao quarto estágio...

9

O modo de interceptar o punho

Usar forma alguma como forma, nenhuma limitação como limite.

Estágio 4: *Jeet kune do*

O estágio final de cultivo para meu pai era a sua arte de *jeet kune do*. Fazendo uma analogia com artes marciais, aqui é onde um soco não é apenas um soco natural muito habilidoso como no estágio três, mas é inteiramente seu. Ele está imbuído da sua expressão exclusiva e verdadeira. Nunca existirá outro Bruce Lee, e esta é a razão do quarto estágio no desenvolvimento – ele exige de nós nossa própria versão fundamental. Somente Bruce Lee poderia ser o quarto estágio dele, e só você pode ser o seu.

Bruce Lee era tão fundamentalmente ele mesmo que ninguém jamais chegará perto de uma imitação sua. A maneira como se movia, os sons que fazia, a forma de falar, sua escrita, sua musculatura, tudo era artesanal – trabalhado com suas mãos e esforço próprio. Ele não procurava criar-se à imagem de qualquer outra pessoa. Procurava apenas ser ele mesmo, e fez isso maravilhosamente bem. Acho que é o que sentimos quando o vemos – que ele é de algum modo a versão mais aperfeiçoada de si mesmo que um ser humano pode alcançar, e que parece extraordinária e emocionante.

O quarto e último estágio do meu pai era muito mais do que um nome para um sistema de arte marcial. Na verdade, ele evitava chamá-lo de sistema ou estilo, porque essas palavras tendem a separar e limitar pessoas e artes. Ele até sugeriu que, se as pessoas ficassem muito presas ao nome "*jeet kune do*", discutindo sobre o que ele é ou não é, seria melhor que o nome desaparecesse por completo, já que a intenção nunca foi separar aqueles que o praticassem. Antes, podemos dizer que o *jeet kune do* é a expressão direta de Bruce Lee. É um reflexo da sua alma tornado visível. Foi o mais próximo da concretização e fisicalidade da sua essência a que ele chegou. Refletiu mais definidamente sua expressão das artes marciais, mas também abrangeu sua expressão de vida. Como ele disse, tudo o que aprendeu sobre a vida lhe foi passado por sua arte marcial.

A tradução de *jeet kune do* é "o modo de interceptar o punho", e, se estiver atento, pode estar começando a perceber por que esta é a expressão perfeita de tudo que tratamos até aqui. Para mim, esse nome revela de modo simples e bonito a ideia de construir uma ponte sobre o espaço. O punho não deve apenas bater; ele intercepta. Ele reage. Relaciona-se ao que é. Está vivo, saindo do vazio e entrando em correlação direta com a realidade.

A quarta e última placa do meu pai, criada para representar este estágio inteiramente concretizado e pessoal, tinha o símbolo *yin-yang* com as flechas em volta como no estágio de fluidez, com sua máxima pessoal em caracteres chineses circulando-o, que pode ser traduzida como: "Usar forma alguma como forma, nenhuma limitação como limite". A verdadeira essência da água – sempre encontrando seu caminho, sem limites.

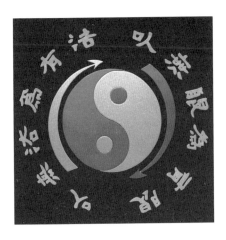

Você deve estar se perguntando por que o quarto estágio tem tanta forma para dar ao desenho da placa quando, na verdade, trata de representar a vacuidade, a forma sem forma, seu objetivo final. Lembre-se de que o vazio habitável é a vacuidade da qual brotam todas as expressões pessoais. Esse entendimento e a colaboração com ele são essenciais, mas nós somos o ingrediente secreto que faz o vazio viver por nosso intermédio. Somos a expressão única e viva nessa esfera humana.

Assim, este estágio de cultivo é sobre você – você como expressão da sua vida, da sua alma. Se tivesse que pensar no que isso seria, o que lhe viria em mente? No meu caso, eu teria de ser honesta e dizer que ainda não sei totalmente. Floresço tardiamente. Mas guardo espaço para que fique mais claro para mim e, enquanto isso, prendo-me às coisas que já estão nítidas e procuro resgatá-las em meu interior cada vez com mais habilidade. Esse é o processo. Meu pai tem uma frase sobre esclarecimento relacionada a isso:

> Para alcançar o esclarecimento, a ênfase deveria recair NÃO no cultivo de um departamento especial que então se funde à totalidade, mas na totalidade que entra e unifica os diferentes departamentos.

Para mim, isso significa que, para obter a plenitude e o potencial pessoal total, precisamos trabalhar não de dentro para fora, mas de fora para dentro. Não precisamos passar o tempo todo nos esforçando para dar certa aparência a coisas externas para, então, ficarmos alegres, em paz e fortalecidos. Em vez disso, devemos trabalhar para nos sentirmos alegres, em paz e fortalecidos para, daí, levarmos isso para as coisas que fazemos, desejamos e expressamos na vida. Em outras palavras, não coloque todo foco e energia na sua carreira para poder um dia se sentir feliz. Trabalhe para ser feliz e leve isso para a sua carreira e para tudo que compõe sua vida.

Assim, a vida se torna um verdadeiro reflexo de quem somos sem artifícios. E, desse modo, quando agimos, não precisamos lutar conosco para saber o que fazer. Já sabemos com certeza o que é importante e o que queremos, e estamos comprometidos com isso independentemente de qualquer coisa.

E como Bruce Lee mostrou seu comprometimento com o que era importante para ele?

Que entre o filho da @#$& do Dragão

Um dos alunos do meu pai era Ted Ashley, presidente da Warner Brothers naquela época. O estúdio tinha tentado fazer decolar uma série de tevê com meu pai no papel principal (a série, *Kung Fu*, que acabou sendo estrelada por um ator branco no papel de um chinês) e tinha mostrado algum interesse em desenvolver um roteiro, que meu pai havia criado com o escritor (e também seu aluno) Stirling Silliphant, chamado *Círculo de ferro*, a ser estrelado por meu pai e James Coburn, e que não foi adiante. Mas, depois que meu pai havia trocado Hollywood por Hong Kong e estava batendo todos os recordes de bilheteria, um filme após o outro, aqueles que o apoiavam na Warner Brothers finalmente tinham a prova de que precisavam para convencer o estúdio a fazer um filme com Bruce Lee.

Operação Dragão era a oportunidade dos sonhos para o meu pai – uma produção de Hollywood protagonizada por ele. Dito isso, Hollywood apresentou o filme como duplamente estrelado caso a aposta em meu pai não desse retorno, e também em parte por causa do forte preconceito e preocupação em torno da xenofobia do público naquele tempo. Mas meu pai não se preocupava com isso. Ele sabia que tinha o que entregar, mesmo que os outros não tivessem tanta certeza. Ele estava disposto a extrair o máximo da oportunidade para alcançar seu objetivo de mostrar ao mundo ocidental a glória do *gung fu* chinês e expressar-se plenamente na tela, representando um chinês de verdade.

Havia só um problema. O roteiro era horrível. Tão ruim que meu pai exigiu que o roteirista fosse demitido e despachado de volta para a Califórnia, enquanto ele reescreveria febrilmente a maior parte do roteiro. Claro, o estúdio não quis ouvir meu pai e manteve o roteirista em Hong Kong fazendo pequenos acertos nesse filme de ação, que foi chamado primeiramente de *Blood and Steel* [Sangue e Aço] e mais tarde recebeu o título inventivo de *Han's Island* [Ilha de Han] (enquanto mentiam para meu pai dizendo que tinham mandado o roteirista de volta para Los Angeles). Esse roteiro original não tinha nada a ver com as cenas icônicas que existem hoje. Nada de "dedo apontando para a lua". Nada de "a arte de lutar sem lutar". Nenhuma cena filosófica com o monge discutindo a verdadeira natureza da maestria – "*Eu* não bato. O golpe é dado por si mesmo".

Para meu pai, era extremamente importante que o filme refletisse sua arte e cultura com precisão e profundidade. Era aquele o momento de mostrar ao mundo quem ele era e o que um chinês *gung fu* era capaz de fazer, e ele não ia se conformar com a mediocridade. Assim, ele reescreveu partes do roteiro e as apresentou aos produtores. Também teve vários embates com o estúdio a respeito do título. Seu nome no filme era Siu Loong, cuja tradução é "Pequeno Dragão", e aquele filme devia ser sua apresentação para o Ocidente. O título em inglês *Enter the Dragon* (em tradução literal, "Entre o Dragão") tinha uma força e uma especificidade que *Han's Island* e *Blood and Steel* não tinham. Ele escreveu inúmeras cartas a Warner Brothers pedindo a troca dos nomes: "Pensem com cuidado no título 'Enter the Dragon'. Acho realmente que este é um bom título porque sugere a entrada iminente de alguém qualificado". Esse "alguém qualificado" a quem se refere é ele mesmo, é claro!

O estúdio finalmente se rendeu a seu pedido e concordou com a mudança do título. Meu pai treinava como nunca e trabalhava incessantemente no roteiro para deixá-lo o melhor possível. Sua empresa, a Concord Productions, tornou-se a produtora de Hong Kong para fazer o filme (embora meu pai nunca tenha recebido o crédito como produtor), e ele também participou da coreografia do filme. Trabalhou dia e noite para render ao máximo a oportunidade que tinham lhe dado. Ia exibir Bruce Lee para o mundo inteiro.

Como escreveu em uma carta para Ted Ashley:

Tenho certeza de que você concorda comigo que o cinema gira em torno de qualidade, muito trabalho e profissionalismo. Meus vinte anos de experiência, tanto nas artes marciais quanto no trabalho como ator, me levaram à harmonia bem-sucedida entre o espetáculo e a expressão genuína, eficiente e artística. Em resumo, é isso, e ninguém sabe tanto sobre isso quanto eu. Peço desculpas pela minha franqueza, mas eu sou assim! Veja, minha obsessão é fazer, perdão pela expressão, um filme de ação foda, o melhor que já foi feito. Para encerrar, vou lhe dar meu coração, mas não me dê apenas sua cabeça. Em retribuição, eu, Bruce Lee, serei eternamente grato a você por seu envolvimento.

O primeiro dia de filmagem finalmente chegou, e as equipes americana e de Hong Kong estavam a postos para começar, com muitos tradutores no *set* para auxiliar na comunicação entre os grupos. Meu pai, entretanto, não apareceu – ele se recusou a entrar no *set*. O roteiro de filmagem final tinha sido distribuído e não incluía as páginas que ele tinha escrito. Nenhuma das suas mudanças tinha sido feita.

Alguém pode argumentar que, naquele momento, meu pai deveria ter feito o filme como eles queriam e, depois, esperasse que fosse suficientemente bem-sucedido para que lhe oferecessem outra oportunidade, quando talvez ele pudesse exercer mais controle criativo – uma forma de colocar um pé entre a porta e o batente e depois tentar abri-la centímetro por centímetro a cada novo projeto. Mas meu pai já tentara isso em Hollywood, e sabia que não funcionava. Sabia que precisava ser firme para não ser marginalizado pelas pessoas que "sabiam mais".

E assim iniciou-se o impasse.

A equipe começou a filmar as cenas que não envolviam meu pai, enquanto ele ficava em nossa casa e se recusava a ir ao *set* de filmagem até que as mudanças fossem feitas. Os produtores iam até ele para tentar convencê-lo. Falavam com minha mãe, que atuava como mensageira quando meu pai ficava irritado e se recusava a levar em consideração as justificativas sobre por que eles não podiam fazer o que ele queria. E meu pai continuava a bater o pé e a manter sua posição. Bruce lhes disse que eles tinham o roteiro para o filme que ele queria fazer e que, se o usassem, ele apareceria no *set* com todo o prazer.

Os produtores inventaram histórias para encobrir a situação, dizendo que meu pai estava tão nervoso por participar de um filme de Hollywood e fracassar que ficava apavorado demais para entrar no *set*. Em livros escritos muitos anos depois da morte dele, Fred Weintraub espalhou essa lenda do medo paralisante que assaltara meu pai – para o mais absoluto desgosto da minha mãe e da minha família. Bruce Lee não tinha medo dessa oportunidade. Na verdade, ele era a única pessoa que reconhecia a natureza completa da oportunidade e no que ela poderia se tornar, e ele preferia acabar com ela do que desperdiçá-la fazendo algo meia-boca. Ele sabia que teria somente uma chance de ser apresentado ao mundo. Minha mãe insistiu com os produtores para que prestassem atenção, dizendo: "Ele sabe do que está falando. Vocês deviam ouvi-lo".

O impasse continuou por duas semanas. O tempo passou e a equipe terminou de rodar as cenas que podiam sem seu principal ator e coreógrafo, ficando à toa por ali, sem nada para fazer, com um alto custo para o estúdio. As tensões estavam crescendo entre o elenco e a equipe de filmagem. Os produtores começaram a ser pressionados pela Warner Brothers para colocar a filmagem de volta nos trilhos, e só havia uma maneira de fazer isso acontecer.

Os produtores finalmente se renderam às exigências do meu pai. Introduziram as mudanças que ele havia feito e concordaram em rodar o filme que tinha imaginado.

Anos depois, quando perguntei à minha mãe se ele realmente preferia perder a oportunidade a se submeter ao estúdio, ela respondeu sem hesitar: "Pode apostar que sim!" Bruce Lee tinha assumido uma posição e firmou-se nela. Ele empregou toda a força da sua expressão e do seu ser porque sabia o que era importante para sua alma. Ele permaneceu verdadeiramente centrado e, ao fazer isso, a força total do tornado que ele era mudou para sempre a paisagem à sua volta.

Operação Dragão tornou-se um fenômeno global e consolidou meu pai como ícone das artes marciais e da cultura.

Dentro do meu processo

Graças à dedicação do meu pai ao seu processo de escrita, sabemos realmente o que passava pela cabeça dele um mês ou dois antes do início do seu último filme. No início de 1973, ele estava envolvido com a filmagem de *Jogo da morte* enquanto, simultaneamente, concluía as negociações para aparecer em um filme hollywoodiano, o que vinha procurando havia anos. Ele teria que deixar *Jogo da morte* na espera para ir atrás do seu sonho do filme de ação hollywoodiano Oriente-encontra-Ocidente, que afinal se concretizou em *Operação Dragão*.

Foi então, em uma época que não poderia ter sido mais ocupada, antecipatória e importante (e que também ocorreu pouco antes do fim da sua vida), que meu pai tentou escrever um artigo com o título "Dentro do meu processo". O artigo nunca foi terminado, em vez disso temos muitos manuscritos rascunhados que lembram manifestos. Ele declara sua identidade e parece querer expressar por escrito algumas verdades essenciais a que ele chegou – a seu respeito e sobre a vida.

Estou em meio à preparação do meu próximo filme, *Operação Dragão*, uma coprodução da Concord com a Warner Bros., além de outra produção da Concord, *Jogo da morte,* que está na metade. Ultimamente, tenho estado muito ocupado e tomado por emoções confusas.

Dava a impressão de que precisava tirar algo do peito. Talvez fosse resultado de energia gerando energia. Quando as coisas se ampliam e ficam agitadas, a energia parece se expandir e até mesmo a expressão mais criativa anseia por se manifestar ou ser direcionada. Ou talvez ele tivesse a sensação cósmica de que seu tempo estava acabando. Ou quem sabe se tratava apenas de uma parte natural do seu modo de ser. Fosse qual fosse o caso, ele era um homem no limiar de concretizar um grande sonho e sentia a necessidade de se expressar.

Outro aspecto impactante dos rascunhos é que eles são de certo modo febris, marcados por muitas partes riscadas e inserções. São difíceis de ler. A bonita caligrafia aqui é sacrificada a serviço da premência de dizer algo vital.

Em suma, isto é a revelação honesta e sincera de um homem chamado Bruce Lee... Mas quem é Bruce Lee? Para onde ele está indo? O que espera descobrir? [...] Ah, sei que não me pedem para escrever nenhuma confissão verdadeira, mas eu realmente quero ser

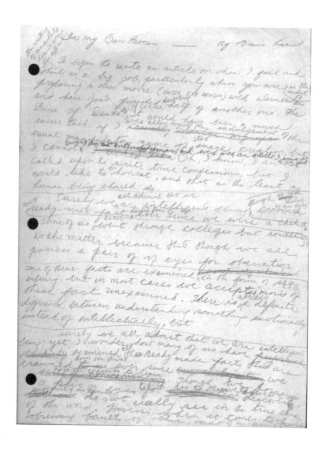

honesto – é o mínimo que uma pessoa pode fazer. Basicamente, sempre fui um artista marcial por escolha e ator por profissão. Mas, acima de tudo, espero me tornar um artista da vida ao longo do caminho.

Os rascunhos são ricos em percepções e desejos, mas eu os trouxe à tona porque eles também serviram, em um ponto crucial da vida dele, como um lembrete oportuno e como base. Ele parece estar se conclamando a lembrar quem é, o que quer e o que é importante para conseguir manter-se fiel a si mesmo, à raiz do seu ser, nos momentos que estavam por vir. "Acima de tudo", ele disse, "espero me tornar um artista da vida". *Acima de tudo.*

É nessa direção que a nossa jornada está se encaminhando: a compreensão de que a maior expressão possível que podemos ter e o mais importante crescimento e impacto derivam da raiz do nosso ser. Estágio quatro. Quando estamos enraizados, quando temos fé e confiança absoluta em nosso objetivo e em nós mesmos, então estamos livres. Livres para escolher. Para criar. Para marcar posição. Livres para ser – independentemente das circunstâncias ou da situação. Embora isso possa não chegar até nós facilmente quando decidimos encarar diretamente a dificuldade, nosso objetivo é sermos livres.

Operação Dragão é uma proeza cinematográfica não porque seja um grande filme. O enredo é muito comum e previsível, e o brega dos anos 1970 está fortemente presente (embora o brega seja muito bom!). O filme é icônico porque nele Bruce Lee tinha de ser Bruce Lee e concretizar sua visão em um veículo que tinha a capacidade de percorrer o mundo. Apenas alguns meses antes, nos rascunhos de "Dentro do meu processo", meu pai dizia: "Me sinto feliz porque estou crescendo dia a dia e, honestamente, não sei onde fica meu limite final. Tenho certeza de que a cada dia pode haver uma revelação ou posso chegar a uma nova descoberta, entretanto a maior recompensa ainda está por vir – escutar outra pessoa dizer: 'Ei, agora está aqui alguém autêntico'".

E, quando você assiste a *Operação Dragão,* é isso que vê. É a experiência de observar uma pessoa que se autoatualizou, autoexpressou, confiante, as luzes sempre voltadas para o ser humano irradiando para fora da tela e para dentro da sua imaginação. De repente, a possibilidade do que uma pessoa possa ser se torna real, e é fascinante. *Kung fu* à parte, olhar Bruce Lee é como ver um dragão de verdade voar.

De que forma posso ser eu?

Pode parecer um paradoxo, mas, para ser capaz de voar livremente, é preciso estar enraizado e preso ao solo. Lembre-se, meu pai disse: "A raiz é o ponto sobre o qual se apoiará a expressão da sua alma; é o 'ponto de partida' de todas as manifestações naturais. Quando a raiz é negligenciada, aquilo que brota dela deixa de ser bem-ordenado".

Tudo isso quer dizer que se conhecer, praticar e desenvolver suas capacidades vai levá-lo ao lugar de sabedoria e de realização do seu potencial, onde vai saber quando é hora de sustentar uma posição e manter-se firme, objetivamente e sem malícia, *e* quando é hora de render a sua vontade ao desenrolar natural das coisas e seguir em frente. A raiz de quem você é constitui o ingrediente essencial específico para o seu desdobramento. Sem você, não há direção para o seu fluxo. É preciso praticar para conquistar isso – e o que obtiver não será nada menos do que você mesmo.

Meu pai disse: "Quando olho ao redor, sempre aprendo alguma coisa, e isso é ser sempre você, expressar-se, ter fé em si mesmo. Não saia por aí procurando uma personalidade bem-sucedida para copiá-la. Comece da raiz do seu ser, que é 'de que forma posso ser eu?'" Ele acreditava que esse núcleo de realização, estar assentado em si mesmo, era praticamente a mais elevada condição que uma pessoa podia alcançar.

E é a partir desse lugar de assentamento, conhecimento e integração que podemos manter a confiança, ação, força e calma como o olho de uma tempestade que precisamos direcionar.

Somos vórtices cujo centro é um ponto imóvel e eterno, mas que surge como movimento que aumenta de velocidade como um redemoinho ou um tornado (cujo epicentro é estático). O núcleo é real enquanto o vórtice é fenômeno na forma de campo de força multidimensional. AGARRE-SE AO NÚCLEO!!!

Foi esse sentimento que levou meu pai a firmar sua posição e arriscar tudo pela integridade do seu ser em 1973. Sermos plenamente nós mesmos significa liberdade – não ficar sob o controle ou o poder de ninguém mental, emocional ou espiritualmente, mas, antes, liberados para agir em nosso benefício. Se tiver medo de perder muita coisa nessa empreitada, então pense nela como a perda de tudo que não é você para ganhar tudo o que é. A única forma de descobrir se estou falando a verdade é você tentar fazer isso por si mesmo.

A lua na correnteza

Falamos muito a respeito de nos fortalecer, nos expressarmos plenamente e sermos livres, mas eu gostaria de lhe apresentar mais um benefício a ser considerado em nossa viagem aquática. Defendo a ideia de que a raiz mais profunda desse glorioso desdobramento pessoal é a paz intensa. Você se lembra do "meu principal objetivo" do meu pai (do capítulo cinco), em que ele apresenta o sonho de ser ator e artista marcial bem ou cedo? No fim do documento ele diz que o objetivo de toda essa realização é viver feliz e em harmonia. A paz interior é a verdadeira profundidade do poder.

Não se esqueça de que, no vazio, de onde brota tudo, reside o nada. É o vácuo, espaço. É a imobilidade. Qual o ponto mais calmo do furacão? O seu centro. Como disse meu pai: "A imobilidade verdadeira é a imobilidade em movimento". Para mim, isso significa que, quando nos conhecemos e nos aceitamos, atingimos alguma paz dentro de nós mesmos. Não alimentamos inquietações; estamos sendo verdadeiros. Existe paz para essa segurança, e o poder autêntico que geramos irradia disso. Somos capazes de agir e enfrentar as incógnitas da vida a partir desse lugar de caráter absoluto, do espaço vasto, silencioso e infinito.

Pense nisso. Quanto custa enfrentar um desafio com calma e graça? É fácil perder o controle e ficar irritado e belicoso. Mas conseguir permanecer pronto para encarar o oponente (ou a si mesmo) e se sentir preparado para o que vier exige uma força silenciosa. É a serenidade imóvel, a quietude profunda, o conhecimento poderoso.

Gosto de visualizar uma espiral galáctica, pequena mas brilhante, cercada pela escuridão do espaço cravejado de estrelas no centro do meu plexo solar. Ajuda a me lembrar que o vazio faz parte de mim e que tenho acesso ao infinito. Quando me sinto limitada ou excessivamente conservadora, tento acessar aquela vastidão ínfima no centro da minha vontade e me recordo de que, independentemente da circunstância exterior, não estou presa interiormente, na verdade, não tenho limites.

Meu pai chamava isso de "a lua na correnteza". Imagine uma lua cheia refletida em uma correnteza. Ela está em movimento o tempo todo, mas a lua mantém sua serenidade mesmo quando as águas fluem e se agitam.

As águas estão em movimento o tempo todo, mas a lua mantém sua serenidade. A mente se move em resposta a dez mil situações, mas permanece sempre a mesma.

O segredo para o nirvana

Meu pai adorava a deusa Kuan Yin. Tínhamos mais de uma representação dela em casa – uma cabeça grande de pedra da deusa que ficava no jardim e uma escultura de madeira de tamanho natural em que ela aparecia sentada, com uma das pernas cruzada sobre a outra em uma postura de repouso.

Quando criança, em Hong Kong, eu costumava me sentar no colo da deusa. O colo dela tinha o tamanho perfeito para acomodar meu corpo. Ela era para mim um lugar de refúgio, essa deusa da compaixão e da misericórdia. Ocupava um lugar especial no meu coração. Nas religiões orientais, ela é a deusa que permeia múltiplas culturas. Ela é venerada na Índia, na China, no Japão, na Coreia e no Sudeste Asiático, e talvez em muitos outros lugares. Ela é frequentemente associada à Nossa Senhora do mundo ocidental.

Meu pai gostava de usar Kuan Yin como exemplo da mente fluida ou a lua na correnteza – livre para se mover enquanto conserva sua serenidade e plenitude. Ele ilustra isso com o retrato que cria da deusa:

Kuan Yin, deusa da misericórdia, algumas vezes é representada com mil braços, cada um segurando um instrumento diferente. Se a mente dela interromper o uso de uma lança, por exemplo, todos os outros braços (999) ficarão sem uso da mesma forma. Unicamente porque a mente dela não para o uso de nenhum braço, mas o move de um instrumento ao outro, é dessa forma que todos os braços se provam úteis com o mais elevado grau de eficiência. Essa imagem é para demonstrar que, quando a verdade final é concretizada, até mesmo mil braços em um corpo podem ser úteis de uma forma ou de outra.

A ideia então é que essa liberdade imperturbável que viemos discutindo até aqui é uma característica da mente que precisamos ter – uma mente provida de mobilidade infinita. Pode pensar, sonhar, acreditar, imaginar, ver, inspirar, segurar qualquer coisa. Fluidez de mente é uma mente que consegue controlar mil braços, e não fica no caminho de nenhum deles – a mente segue seu curso como as muitas correntezas de um rio. Nosso exercício é recolher tudo e não deixar que nossa atenção fique presa. A mente não para em um objeto percebido, antes, percebe todos eles.

Mover-se ainda que não se mova; ficar em tensão mesmo que relaxado; ver tudo o que está acontecendo e não ficar nem um pouco ansioso em relação ao caminho que isso vai tomar, sem nada programado objetivamente, nada calculado conscientemente, sem antecipação nem expectativa – em resumo, permanecer como um bebê inocente, mas com a sagacidade da mais aguda inteligência da mente plenamente amadurecida.

Meu pai disse que uma mente ilusória (aquela que engana a si mesma) é a mente intelectual e efetivamente sobrecarregada (brilhante demais para o próprio bem). Ela não consegue passar de um momento para o outro sem se interrogar, e isso obstrui a fluidez natural e, consequentemente, a criatividade, a expressão autêntica e a liberdade. Uma roda não consegue girar quando muito apertada ao eixo. Quando a mente está muito presa, obcecada ou com o foco muito estreito, ela se sente inibida em todos os movimentos que faz (como caminhar penosamente na lama pegajosa), e nada será realizado com espontaneidade.

Com "espontaneidade" pode parecer um ato frívolo, como decidir pular na piscina vestido, ou até mesmo irresponsável, como deixar tudo para trás e voar para Cancún por capricho. Mas meu pai mantinha a espontaneidade como algo sagrado porque, para ele, refletia um estado em que a inspiração se mistura ao instinto e à confiança para executar o que é demandado no momento em que ocorre. A espontaneidade era a mágica verdadeira que podia atravessá-lo como um feixe de luz, ou como um soco que podia atingir seu oponente antes que ele conseguisse fazer qualquer movimento.

Penso na cena de *Operação Dragão* em que Lee confronta um dos vilões, O'Hara, no torneio. Eles posicionam as mãos preparando-se para lutar e, antes mesmo de O'Hara perceber o que está acontecendo, Lee já o atingiu e ele está no chão. É um movimento direto. É a espontaneidade intuída do tipo mais efetivo, e o golpe foi dado tão rápido que, na verdade, foi difícil capturá-lo para o filme.

Ser conscientemente inconsciente ou ser inconscientemente consciente é o segredo para o nirvana. O ato é tão direto e imediato que nenhum entendimento encontra espaço para se inserir e cortá-lo em pedaços.

Por que esse é o segredo para o nirvana? Porque todas as dúvidas, suposições, preocupações, análises, julgamentos, necessidades e perfeccionismos que consomem tanta energia não existem aqui. Tudo é imediato no vazio ativo e brota da sinceridade total de quem somos. Quando treinamos para nos conhecer, ganhamos certeza e confiança. Ao nos tornarmos o suprassumo de nós mesmos, alcançamos o quarto estágio de cultivo, cuja sensação é fenomenal. Talvez se assemelhe ao nirvana.

Pense quando sentiu uma dor terrível, como dor de dente ou enxaqueca, ou mesmo uma tosse que se estendeu por semanas. Você se lembra de quando ela foi embora e o corpo inteiro relaxou? Os ombros abaixaram, você sentiu que conseguia respirar, o maxilar destravou. Pôde enxergar com clareza, pôde se concentrar. Esse é o mesmo sentimento de viver na sua verdade. Relaxado, mas forte. Pacificado e entusiasmado. Pronto para encontrar (ou interceptar!) cada momento conforme ele se apresenta, não importa o que ele lhe traga. Para mim, soa como nirvana.

> Reconheça e use o poder espiritual do infinito. O intangível representa o poder real do universo. É a semente do tangível. É o vazio habitável porque todas as formas saem dele, e todo aquele que reconhece o vazio fica repleto de vida, de poder e do amor de todos os seres.

O que você é essencialmente

Você se lembra de quando meu pai disse na carta a Pearl, em 1962, que ele conseguia sentir esse grande poder dentro dele?

Guarde esse pensamento – porque esse poder, essa maré criativa, também existe em você e está à sua disposição.

Pare e sinta por um momento esse poder. Feche os olhos (ou não), sente-se, respire e, em vez de se concentrar, relaxe conscientemente. Espalhe sua percepção por todo o corpo. O que você sente? Consegue sentir a vitalidade e a energia dentro de todo o seu ser? Sente-se expandir? Pode sentir o impulso vital que anima suas células? Sente que essa essência irradia e existe para que a use?

Essa é sua essência. O poder inexplorado que você tem na palma da mão. Como alimentar e liberar essa essência é o que procuramos.

Quando alguém chega à percepção consciente das grandes forças espirituais dentro de si e começa a usá-las na vida, seu progresso futuro é incomparável. Aumentar nosso potencial é viver cada segundo renovado. Acredite no impulso vital interior.

Você se lembra do que meu pai disse nos rascunhos de "Dentro do meu processo"? Ele queria acima de tudo ser um "artista da vida". O artista é um criador. Ele pega a matéria--prima, o ambiente ao redor e cria algo que vem da alma. Um artista da vida cria sua própria vida, cria a si mesmo, passo a passo. E, na sua capacidade de decidir e criar, ele se sente fortalecido e livre.

Não se esqueça de que a receita do meu pai em relação à sua arte de *jeet kune do* era pesquisar sua própria experiência, rejeitar o que é inútil, aceitar o que é útil e "acrescentar o que essencialmente faz parte de você".

Viver é se expressar livremente na criação. Criação, devo dizer, não é uma coisa estabelecida. Quando muito, Bruce Lee apresenta uma direção possível e nada mais. Você é livre para fazer sua escolha e expressar sua potencialidade instintiva. Eu me renovo diariamente para ser um artista da vida! O que alguém pode desejar além de realizar seu potencial e ser verdadeiro?

10

Meu amigo

Sabe como gosto de pensar em mim mesmo? Como um ser humano.
Porque, debaixo dos céus, existe apenas uma família.

Bruce Lee lembrado

Meu pai morreu no dia 20 de julho de 1973 de edema cerebral – um inchaço no cérebro. A autópsia revelou que o edema tinha ocorrido em resultado de uma reação alérgica a analgésicos que ele tinha tomado para dor de cabeça. Muitas teorias circularam em torno da causa da sua morte, algumas fantásticas (como a de que ele tinha sido assassinado ou por ninjas, ou pelo misterioso toque da morte, ou por chefes de gangues), outras médicas (morte causada ou por alergia, ou por uma forma específica de epilepsia, ou de insolação). Aceito a ideia de que talvez nunca se saiba exatamente como ele morreu. Focar na morte dele em vez de focar na sua vida é olhar para o dedo e não para a lua, o que é, para mim, uma verdadeira perda.

Quando ele morreu, houve um enorme funeral aberto em Hong Kong, mas ele não foi enterrado lá. Em vez disso, minha mãe decidiu enterrá-lo em Seattle (a cidade onde tinham se conhecido e se apaixonado). Foi uma decisão polêmica para as pessoas de Hong Kong, que consideravam Bruce Lee como um filho nativo, mas, para minha mãe, era uma forma de manter o pai dos seus filhos perto deles e levá-lo de volta ao lugar em que ele tinha conhecido muita paz, simplicidade e inspiração. Meu pai sempre considerou seu período profissional em Hong Kong como temporário. A ideia, afinal, era morar e trabalhar na Califórnia, mas minha mãe e meu pai falavam muitas vezes em se retirar algum dia, em seus anos dourados, para Seattle, cidade pela qual os dois sentiam muito carinho. Assim, quando ele morreu, minha mãe o enterrou lá.

Houve uma pequena cerimônia privada, para os amigos mais próximos e a família, no cemitério Lake View, com vista para o lago Washington, em Seattle, lago onde surgiram as primeiras ideias do meu pai e seus primeiros amores. É o cemitério mais bonito e pitoresco que eu já vi. E lá ele permanece até hoje.

Quando chegou a hora de criar uma lápide, um desafio em qualquer circunstância, houve muitas sugestões e discussões em torno disso. Decidiu-se que na lápide haveria uma foto dele com todas as informações pertinentes à sua vida e morte, enquanto junto da base, paralelamente ao solo, uma laje sustentaria um livro de pedra aberto. Em um lado da folha, o livro teria o símbolo nuclear do meu pai (do estágio quatro) – o *yin-yang* com flechas em volta e a frase chinesa "Usar forma alguma como forma, nenhuma limitação como limite". E, do outro lado, as palavras: "Sua inspiração continua a nos guiar em direção à nossa libertação pessoal".

Observe que lá atrás, em 1973, as pessoas que conheciam melhor Bruce Lee sabiam que ele era um pensador e realizador fenomenal e entendiam que tinham muito a integrar em si mesmas

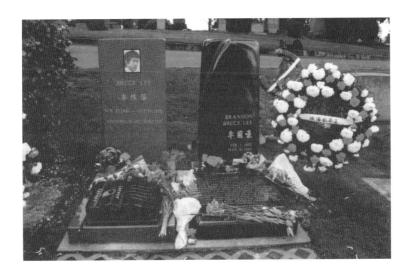

por meio do exemplo das suas palavras e ações. Admiravam sua autenticidade e vitalidade. Absorveram muita coisa só por terem passado um tempo com ele, aprendendo e ficando ao seu lado. Sua energia e integridade eram palpáveis, reveladoras e inspiradoras. Recentemente me deparei com uma citação que se aplica bem à vida do meu pai. Ela diz: "A verdadeira maestria é um serviço". Isso significa para mim que a energia empregada e expressa por intermédio da maestria de alguém é, em si mesma, uma prestação de serviço, pois nos eleva e nos inspira para o que é possível. Você irradia sua própria luz, e há mais luz, no geral, para todos.

Ele inspirou, quando não arrebatou, aqueles que entraram em contato com ele. Era o modelo do que é ser criativo e expressivo, autenticamente forte e pessoalmente livre. Não se prendia da mesma maneira como nos inclinamos a fazer. Era possível ver, sentir, ouvir e conhecer isso. Não quero dizer que ele era perfeito (certamente era um ser humano como qualquer um de nós), mas estava em um processo que o levava em direção a algo que a maioria apenas admira de longe.

Você tem um amigo

Perguntei ao meu professor de *jeet kune do* e grande amigo do meu pai, Ted Wong, se ele podia me contar alguma coisa sobre meu pai que as pessoas não soubessem, e ele disse que talvez elas não soubessem que ele era muito solidário e generoso. Ele continuou a falar e me contou a história de como meu pai o havia ajudado a se apresentar melhor para poder arrumar uma namorada. Bruce levou-o para comprar roupas, para cortar o cabelo, ajudou-o na compra de um jogo de halteres e lhe deu um treinamento personalizado para que ele ficasse em boa forma e se sentisse seguro para marcar um encontro. Ted foi em frente e, não muito tempo depois, casou-se com o amor da sua vida.

Quando o amigo e instrutor do meu pai em sua escola de Oakland, James Lee, ficou doente e enfrentou um câncer, Bruce assumiu o projeto do livro que o amigo estava escrevendo, finalizou-o e conseguiu sua publicação para que o dinheiro proveniente das vendas do livro ajudasse a pagar as despesas médicas.

Quando meu pai conheceu Taky Kimura, em Seattle, Taky era muito tímido e introvertido, mesmo sendo dezesseis anos mais velho que Bruce. Ele lutava contra a baixa autoestima e a depressão, depois de ter ficado preso em um campo de concentração para japoneses nos Estados Unidos durante a Segunda Guerra. Meu pai fez amizade com ele e o ajudou a sair da concha. Os dois se tornaram grandes amigos, e Taky foi o primeiro instrutor assistente do meu pai em sua primeira escola de *gung fu* e seu padrinho de casamento. Há muitas cartas de encorajamento que meu pai escreveu para Taky. Até antes de falecer, em 7 de janeiro de 2021, Taky e seus amigos tomavam conta do túmulo de Bruce em Seattle, e ele ainda ficava com os olhos cheios de lágrimas quando pensava na amizade e no apoio do meu pai.

Essas são apenas algumas das histórias sobre sua bondade e, é claro, houve muitas pessoas que, por sua vez, foram boas para ele e o apoiaram. Minha mãe acima de todos. Não relato essas histórias por serem extraordinárias, mas porque mostram outro lado dele, aquele que é expresso pelas palavras "meu amigo", que ele usava frequentemente para se referir não só aos amigos de verdade, mas também a todas as pessoas, as quais considerava como irmãos e irmãs.

Talvez como artista marcial ele parecesse muito agressivo e duro em suas apresentações (e ele parecia, sem dúvida), mas acredito que uma das razões por ele ter sido tão aceito por todos residiu precisamente em sua experiência como artista marcial. Ele entendia que, por um princípio básico, nós, como uma família humana, somos mais parecidos do que diferentes. Quando quebrou a tradição de estilos e adotou a expressão fluida, presente e honesta como seu caminho, foi porque sentiu que os estilos separavam as pessoas. Ele disse muitas vezes: "Não existe modo de lutar chinês ou japonês, a menos que os humanos tivessem nascido com três braços e seis pernas, portanto não há nenhum outro modo de lutar".

Evidentemente, eu compreendo que há artes que se desenvolveram por meio de culturas e mestres específicos. Ele também compreendia isso, e as via de um ponto de vista entusiasmado. Ele adorava aprender sobre outros mestres e artes, especialmente em sua juventude. Era fascinado pelas formas de abordagem de luta que as pessoas criaram. Mas o que ele queria dizer por "não existe modo de lutar chinês ou japonês" é que essas culturas e mestres (que por acaso aconteceram de ser chineses ou japoneses) surgiram a partir do modo que eles sentiram que era o mais efetivo ou o melhor na época e diante das circunstâncias em que se encontravam – e assim devemos agir. Sem nos limitarmos pela cultura ou pelas ideias de outras pessoas. E, o mais importante, não devemos nos sentir ameaçados ou menosprezados pelas ideias alheias. Em vez disso, devemos aceitá-las ao lado das nossas como expressão única dessas pessoas.

As artes marciais podem não ser a sua praia. Elas exigem um tipo particular de pessoa dedicada a investigar as lutas profundamente. A maioria começa em um estilo de arte marcial e aí permanece ou porque gosta dele, por ser um bom exercício, ou porque ajuda a desenvolver disciplina, força e confiança, mas não vai tão longe a ponto de explorar um estilo próprio, criativo e pessoal. Quando muito, chega-se a perceber que é possível executar melhor uma técnica se a perna for mantida ligeiramente desse modo em vez do outro. Mas o ponto a que quero chegar é que você não deve usar a abordagem "Seja como a água" apenas na disciplina, no trabalho ou na carreira com que esteja envolvido. O que quero dizer é que podemos aplicar essas ideias e práticas nas atividades do dia a dia – em todas elas –, trabalho, casa, lazer, família, amigos, relacionamentos amorosos, relações profissionais etc. Devemos ficar atentos ao fato de que nós todos estamos empenhados em um processo humano todos os dias. Todos nós. Somos uma entidade criativa e expressiva com voz e assinatura exclusivas. E todos existimos dentro de uma família. *Uma.* A citação no início do capítulo foi extraída de uma entrevista que meu pai deu em 1971, em que o apresentador, Pierre Berton, anfitrião de um programa de entrevistas canadense, perguntou a meu pai se ele pensava em si mesmo como chinês ou estadunidense, e sua resposta foi que preferia pensar em si mesmo como um ser humano.

E assim, dentro desse contexto, as duas últimas palavras da nossa jornada da água – *meu amigo* – de repente se tornam não apenas uma sinalização carinhosa, mas uma parte extremamente importante e vital de humanidade, afeto, encorajamento e unidade. Meu pai usou muitas vezes a expressão "meu amigo" em seus escritos. *Siga em frente corajosamente, meu amigo. Caminhe, meu amigo. Seja como a água, meu amigo.*

"Meu amigo" é um braço em volta dos seus ombros. Ele diz que considera você uma pessoa com quem divide uma ligação sólida. Alguém com quem ele quer se conectar. Falamos muito sobre a totalidade – ver o todo, interiorizar tudo, não julgar, não fracionar a realidade em compartimentos separados, estar presente e ativo nos relacionamentos, ficar alinhado com a natureza, ir com e não contra um obstáculo, mudar com a mudança, colaborar em vez de competir, criar a partir do nada, onde todas as opções estão abertas e as possibilidades, disponíveis. Nossos companheiros humanos também formam a totalidade, e queremos abordá-los com a mesma compreensão, cuidado, aceitação e compaixão que estamos aprendendo a mostrar para nós mesmos.

O princípio taoista de integrar o todo que não pode ser compartimentado ou separado conduziu a maneira de pensar do meu pai desde muito cedo. Ele pode não ter tido um conhecimento consciente disso quando criança, mas, conforme foi crescendo e amadurecendo, começou a despertar para essas ideias, enfatizando-as e expressando-as. Talvez suas próprias experiências em relação à raça e cultura tenham impulsionado a forma equitativa com que ele abordava todas as pessoas, mas, qualquer que seja o caso, ele não era alguém que se interessava pelas pessoas por sua classe, cultura, orientação ou raça. Esses detalhes eram adornos individuais de uma humanidade partilhada. Para ele, o mais importante era: como você está se mostrando como ser humano? Está comprometido com a vida? Cuida da sua vida e de si? Você é bom? Está tentando ser uma pessoa melhor? Suas ações correspondem às suas palavras? Para ele, esses eram os fatores importantes, não a cor da pele.

Meu pai disse: "Se cada homem ajudasse seu vizinho, ninguém ficaria sem ajuda. Não sou do tipo que rejeita as pessoas. Além disso, sinto que, se só me custa um segundo para fazer uma pessoa feliz, por que não fazer isso?"

Ouvimos muito as palavras "compaixão", "empatia" e "amor incondicional", que são expressões boas e nobres, mas talvez devêssemos começar com algo mais comum a que todos têm acesso, como a palavra "amigo", que poderia ser um caminho para nos levar mais facilmente àquelas qualidades.

Estabelecer a intenção e captar a energia de "amigo", "vizinho", ou até mesmo "conhecido", se isso for tudo o que conseguir reunir, e deixar essa energia permear suas interações poderia ser uma mudança importante no seu modo de abordar o mundo. Evidentemente, vai ter seus próprios desafios quando estiver diante da necessidade de praticar essa intenção de ser amigo e vizinho de *todos* e não apenas das pessoas com quem é fácil fazer isso. Mas estamos aqui para treinar nosso potencial completo, então vamos nos exercitar do mesmo modo em direção à aceitação, compaixão e amizade.

Como tratamos todos é como tratamos todos. Isso quer dizer que você pode ser uma pessoa boa no núcleo da sua vida, mas também não suporta aquela vizinha e a trata friamente quando se encontram. Ou quem sabe você abomine crianças barulhentas e lança um olhar fulminante aos pais delas toda vez que pode. Ou talvez despreze os sem-teto, ou fale pelas costas dos colegas de trabalho, ou fique aborrecido com pessoas mais velhas que se movimentam muito devagar na sua frente, ou apenas não goste de gente que tem gatos. A questão é, se estamos dispostos a tratar algumas pessoas com desdém, então, do mesmo modo, estamos querendo tratar as pessoas de quem gostamos com desdém e faremos isso em um ponto ou outro – e continuaremos a classificar as pessoas em "boas pessoas" e "más pessoas" em vez de apenas "pessoas".

Não digo que você deve ter uma atitude de total aceitação em relação a todos e justifique o mau comportamento das pessoas. Às vezes é preciso marcar posição contra aqueles que promovem o medo e o ódio – mas você ainda pode fazer isso com respeito pela vida e pela humanidade. Lutar contra o ódio com ódio somente aumenta a quantidade de ódio no mundo.

Talvez possa pensar que o melhor modo de fazer a mudança é amar as pessoas à sua volta, aquelas com quem convive diariamente. No dia a dia, dê o benefício da dúvida às pessoas, trate-as com compaixão, aceite-as pelo que elas são – viva e deixe viver, sendo a luz e o modelo para o que é destinado a ser forte e flagrantemente bom. Você pode e deve se comunicar, amar e tentar envolver as pessoas no sonho de uma existência harmoniosa, mas, no final, só tem controle sobre si mesmo – portanto, como vai se comportar, reagir e mostrar seu respeito à humanidade?

O verdadeiro guerreiro

Em 1971, quando meu pai se sentou para aquela entrevista em Hong Kong com o canadense Pierre Berton, o apresentador perguntou-lhe sobre o preconceito em Hollywood. Existia? Meu pai respondeu que infelizmente isso existia, e que, por essa razão, um programa de tevê que ele deveria estrelar provavelmente não iria ao ar. E então acrescentou algo muito interessante.

Em vez de continuar a falar sobre como a vida é injusta, que as estruturas hollywoodianas são racistas ou se mostrar indignado por seu talento não ser reconhecido, ele disse que compreendia. Suas palavras: "Não os culpo. Acontece a mesma coisa aqui em Hong Kong. Se um estrangeiro se tornasse um astro, se eu fosse o sujeito com dinheiro, provavelmente ficaria preocupado quanto à aceitação dele". Mas seguiu falando que, apesar de ser compreensivo, isso não mudaria sua trajetória. E na mesma entrevista ele continuou: "Já decidi que é preciso mostrar alguma coisa sobre os orientais nos Estados Unidos, e eu quero dizer os *verdadeiros* orientais". (A palavra *oriental* era ainda o termo usado nos anos 1970). E, de fato, ao não estrelar uma série na tevê estadunidense, ele partiu para fazer quatro filmes e meio incríveis, que percorreram o mundo e impactaram gerações – algo que a tevê não teria sido capaz de fazer por ele naquela época. O fato de *não* fazer o programa o colocou em um caminho diferente e mais poderoso porque ele não ficou amargurado – permaneceu determinado e inabalável em busca do seu sonho. Ele fluiu, contornando o obstáculo. E ele agiu!

Ele tinha um segredo que os executivos não sabiam: ele, Bruce Lee, era uma força que tinha de ser reconhecida, e aquele posicionamento baseado no medo os estava cegando, e eles não entendiam nem valorizavam as pessoas tanto quanto davam importância ao dinheiro, ao medo de críticas ou à ideia que faziam da limitação do povo estadunidense. E isso era uma deficiência *deles*, não do meu pai. Assim, ele seguiu seus negócios em busca do seu sonho, expressando sua alma e vivendo a vida ao máximo.

Racismo e preconceito são tradições passadas de geração em geração. E mesmo quando não as passamos diretamente como crenças racistas pessoais, no mínimo transmitimos nossos medos, nossos maus hábitos e nossas deficiências enquanto ajudamos a manter estruturas limitadoras que nos têm cerceado por séculos. Não podemos mudar o passado, mas o que pode ser feito é ir além dos padrões e das tradições com alguma orientação sobre como olhar o mundo se estivermos abertos para querer algo melhor para nós e para todos.

Se conseguirmos entender e admitir nossas falhas e deficiências, então teremos esperança de nos transformar e, consequentemente, transformar a nossa vida e a dos outros ao redor. Todo esse conhecimento de si mesmo, a criação desse centro irredutível que está enraizado em nossas origens, é o que nos deixa sentir compaixão pelo outro.

Meu pai disse: "O homem, a criatura vivente, é sempre mais importante do que qualquer estilo ou sistema estabelecido". Faça uma pausa e reflita sobre isso. Você vive dessa forma? Você faz das pessoas à sua volta as partes mais importantes da sua vida? Ou está mais interessado no que as instituições culturais lhe dizem sobre o que deve pensar sobre grupos inteiros de homens não identificados, sem rosto? O que aconteceria com você caso se interessasse repentinamente pelos indivíduos que vivem em seu entorno e não levantasse uma barreira de julgamento e presunção? E se você se colocasse no lugar das outras pessoas ou tentasse entender o que as fez serem o que são? E se pousasse um braço figurativa ou literalmente em volta dos ombros delas e lhes falasse como amigo?

Muitas pessoas que protestam contra determinados grupos de repente mudam de tom quando descobrem uma ligação pessoal com alguém que pode ser diferente delas, ou quando conhecem e amam quem não é igual a elas – homossexual, negro, pobre, imigrante, muçulmano, seja ele quem for. A experiência de cuidado e atenção individual desfaz as barreiras. E, de uma hora para outra, o amor se torna possível onde antes só existia o medo.

Tradições e instituições podem ter seus benefícios, mas têm e sempre terão suas limitações. Uma organização ou um sistema de crença que tiver regras e princípios sempre deixará de incluir alguém. Alguém será posto para fora das fronteiras e se tornará o "outro".

Quando meu pai era adolescente, ele foi expulso da escola de *wing chun gung fu*, de Yip Man. Não por mau comportamento, mas porque não era cem por cento chinês. Descobriram que a mãe do meu pai era metade europeia, fazendo meu pai ser três quartos chinês. A tradição da época fazia com que ele não pudesse ser considerado completamente chinês e, portanto, não lhe era permitido aprender *gung fu* chinês – o que resultou em um conflito. Yip Man não queria expulsar meu pai. Afinal, era um dos seus melhores alunos, mas não conseguiria manter a escola em paz sem o colocar para fora porque outros

alunos ameaçavam sair se ele ficasse. A escola era o seu ganha-
-pão, então Yip Man cumpriu a tradição.

Como solução alternativa, Yip Man continuou a treinar
meu pai em particular e convocou um dos seus alunos mais
antigos, Wong Shun Leung, para treiná-lo também. Mas não
podia mantê-lo na escola. Talvez em parte por ter passado
por essa experiência, a política do meu pai mais adiante foi a
de aceitar em suas escolas qualquer um que tivesse o desejo
sincero de aprender, independentemente de raça, gênero ou
antepassados. Ou então por ter sido uma criança que cres-
ceu em Hong Kong durante a ocupação japonesa na Segunda
Guerra. Ou quem sabe por seu comprometimento com os
princípios filosóficos taoistas. Mas sinto que a política do "ser
humano em primeiro lugar" é realmente a que todos precisam adotar para ter acesso à humanidade.

Minha mãe sempre disse que meu pai olhava diretamente
através das pessoas, ou seja, ele dirigia o olhar para os olhos
e não para os adornos que envolviam as pessoas. Sua formação foi tal que muitos fatores contribuíram para sua postura.
Em primeiro lugar, ele nasceu nos Estados Unidos, mas foi
criado em Hong Kong. Sua mãe era em parte europeia, consequentemente ele também. Ele morou em uma cidade basicamente chinesa, mas governada por ingleses. Ele trabalhou
no mundo artístico ainda criança, quando ficava no meio de
muitos adultos e pessoas mais abertas e criativas. Passou muitas vezes por experiências racistas e preconceituosas – por ser
demasiado chinês em Hollywood e excessivamente ocidental
em Hong Kong. Frequentemente se viu sem uma tribo para
chamar de sua fora do núcleo familiar, e então precisou fazer a escolha consciente de ser exclusivo ou inclusivo. Ao ser
inclusivo, teve acesso a um número maior de pessoas, ideias,

experiências, amizades e possibilidades. Isso tornou seu mundo mais vasto e mais interessante.

Muitas pessoas ainda estão presas às tradições; quando as gerações mais velhas dizem "não" a alguma coisa, essas pessoas também a desaprovam com veemência. Se os mais velhos dizem que algo está errado, elas também acreditam nisso. Raramente usam sua mente para descobrir a verdade e poucas vezes expressam seus verdadeiros sentimentos. A verdade simples é que essas opiniões sobre coisas como o racismo são tradições que não passam de "fórmulas" impostas pela experiência dos mais velhos. Conforme progredimos e os tempos mudam, é preciso rever essa fórmula. Eu, Bruce Lee, sou um homem que nunca segue as fórmulas dos propagandistas do medo. Então, não importa se sua cor é branca ou preta, vermelha ou azul, eu posso fazer amigos entre vocês sem nenhum tipo de barreira. Quando digo que "todos que vivem debaixo do sol são membros da família universal", vocês podem pensar que sou um idealista. Mas, se há pessoas que ainda acreditam em coisas como diferenças raciais, acho que têm a mentalidade muito estreita. Talvez ainda não tenham entendido o amor.

Quando o aluno está pronto, o professor aparece

Você se lembra dos princípios do *yin-yang*? Falamos de como esses chamados "opostos" são na verdade expressões relacionadas de uma totalidade. E a citação de que, se a resposta nunca fica separada do problema, como a resposta é o problema? Aqui há mais uma mudança de perspectiva para você considerar.

Falamos sobre transformar os erros em seus amigos – aconchegando-se aos obstáculos até eles se tornarem oportunidades ou soluções. Falamos de cultivar a mentalidade e as ferramentas de positividade, entusiasmo, vontade e muito mais. Agora vamos falar de transformar os reveses em professores. O que ensina o sofrimento? Se realmente nos sentarmos com a alma dolorida, com nossas ideias, pensamentos e modo de ser sufocantes, o sofrimento ensina a libertar-se do sofrimento. Ele é um professor tão bom porque, quando estamos sofrendo, queremos desesperadamente parar de sofrer e ficamos motivados a tentar detê-lo. Se quisermos transformá-lo, libertá-lo, precisamos examinar bem de perto de que modo causamos sofrimento a nós mesmos e aos outros e aprender a mudar de direção, recuando na escala da dor causada. Podemos aprender a equilibrar a balança de volta a um ponto mais equitativo. É preciso usar determinação e hipervigilância, mas o professor está lá e a aula está em curso se quiser assisti-la. Temos visto isso sob o prisma do eterno estudante e agora temos um enquadramento para encontrar a lição.

A intolerância pode ensinar a tolerância. O julgamento, a aceitação. A guerra, a paz. O medo, o amor. A sombra, a luz. Abra sua mente. Equilibre a balança. Olhe para o que nunca olhou. Quando à procura de um tesouro, você não olha repetidamente para o mesmo lugar se já sabe que ele não está ali. Quando não consegue achar as chaves do carro nos lugares habituais, o que você faz? Olha nos lugares em que não teria pensado em deixá-las. E às vezes as chaves estão na geladeira ao lado dos ovos que comprou na véspera. Outras vezes, estão exatamente onde as deixa sempre, mas, por um motivo qualquer, você não as viu da primeira vez. Também acontece de ter que chamar o guincho para levar o carro até a concessionária e fazer chaves novas porque, santo Deus, não sabe o que aconteceu com as malditas chaves!

O quanto você deseja viver uma vida pacífica e feliz? O bastante para rebocar seu carro até a concessionária? O suficiente para considerar algo que nunca pensou que levaria em conta? O que há de tão terrível em mudar de perspectiva? É uma mudança, e como tal oferece riscos. Mas parece mais arriscado viver preso a uma vida incompleta, aceitando o sofrimento como regra. Em vez disso, por que não aceitar o desafio de aprender a partir dos reveses, de encontrar lições naqueles momentos que podem ensiná-lo?

E, acima de tudo, vamos fazer isso em um clima de generosidade. Não só para com os outros que estão seguindo o próprio caminho, mas, o que é importante, generosidade para conosco enquanto buscamos o nosso caminho. Ponha aquele braço amigo em volta dos seus próprios ombros e deixe os reveses para trás enquanto leva suas lições com você. Tantas pessoas já viveram e superaram circunstâncias realmente desafiadoras. Pense em si mesmo como um super-herói em treinamento. Se ainda estiver preso, não se preocupe – punir-se por isso somente vai fazer você se sentir mal, tornar o processo penoso e retardar seu progresso. Como você veria um amigo que estivesse lutando como você está? O que suas lutas lhe ensinam? Como pode se apresentar ao mesmo tempo como aluno e professor? Até que ponto está disposto a abrir sua mente, meu amigo?

A chave para a imortalidade

Uma citação, frequentemente atribuída ao meu pai (porque está escrita no banco que fica em frente ao seu túmulo), mas que não é dele, diz: "A chave da imortalidade é, antes de tudo, viver uma vida que mereça ser lembrada". Assim, mesmo que a vida dele não tenha sido longa no sentido tradicional, foi, de fato, uma vida bem longa – tanto que ainda estamos sentindo sua influência décadas depois. E, apesar de eu ter gastado boa parte da minha energia para continuar a difundir e preservar seu legado, ele continuaria a ser lembrado sem mim, porque ele construiu sozinho um modelo de vida repleto de inspiração e possibilidade.

Ele foi nosso professor, nosso incentivador, nosso amigo e nossa família. E seu espírito contém a energia da unidade e da iluminação. Se eu fosse associar uma imagem ao sentimento que nutro por ele, seria a de um raio de sol dourado cintilando através de ondas sucessivas como milhares de sóis radiantes. Envolvendo, encantando e convidando você a seguir adiante.

Em 2005, foi erguida uma estátua do meu pai em Mostar, na Bósnia. O que me surpreendeu tanto quanto pode ter surpreendido você. Quando a terrível guerra civil que assolou a região terminou, a maioria dos monumentos tinha sido destruída e as diferentes facções se reuniram para tentar decidir quais os monumentos que deveriam ser postos no lugar. Evidentemente houve muito debate em relação aos diversos símbolos e seus significados, e por um bom tempo não se chegou a um acordo.

Até que alguém sugeriu que podiam erguer uma estátua de Bruce Lee. Sim, ele mesmo. Bruce Lee.

Os organizadores comentaram a decisão: "Uma coisa que todos temos em comum é Bruce Lee". Para eles, Bruce Lee representava a luta contra as divisões étnicas. Ele era visto como um símbolo de alguém que construiu pontes entre as culturas, reuniu as pessoas e as incentivou.

Meu pai, entretanto, nunca tentou fazer isso especificamente. Na verdade, falando da sua vida e da sua carreira, ele disse que não imaginava que o que estivesse praticando levaria a tudo isso. E tenha a mais absoluta certeza de que nunca lhe passou pela cabeça ter uma estátua na Bósnia. Ele apenas viveu plenamente a vida, no patamar mais alto de qualidade e honestidade que lhe foi possível. E todos dissemos: "Uau! Agora existe alguém autêntico".

Quanto ao meu pai, ele realmente realizou o que tinha planejado fazer.

Não sei qual o significado da morte, mas não tenho medo de morrer. E continuo, sem parar, seguindo adiante, mesmo que eu, Bruce Lee, possa morrer algum dia sem ter realizado todas as minhas ambições, não terei arrependimentos. Fiz o que queria fazer, com sinceridade e empregando o melhor da minha habilidade. Não se pode esperar muito mais da vida.

Viva a vida como se ela fosse a vida que está vivendo agora – não a vida na qual vai lidar com as coisas um dia desses, ou vai ficar feliz quando isso ou aquilo acontecer. É isso. Sua vida está em todos os momentos e dias que passam. Lembre-se, você não está tentando ser Bruce Lee. Talvez, ao se cultivar, você se torne alguém que faça o que diz que vai fazer, autêntico e inteiramente presente, que se capacite porque empregou tempo e esforço para praticar algo importante para si mesmo, alguém que tenha energia para incentivar todos com quem entrar em contato. Não precisa vir ligado a um título – como o maior artista marcial de todos os tempos, vencedor do Prêmio Nobel de Literatura, empregado do mês, a melhor mãe do mundo. Lembre-se, títulos criam limitações. Os rótulos somente descrevem um aspecto da sua humanidade completa. Mas, se tivermos de ter um título, então ele poderia ser "humano, em sua mais plena expressão".

Epílogo

Tenho que deixá-lo agora, meu amigo. Você tem uma longa jornada pela frente e deve viajar com pouca bagagem. Esses parágrafos quando muito foram apenas "um dedo apontando para a lua". Por favor, não confunda o dedo com a lua, nem fixe o olhar no dedo para não perder toda a linda visão do paraíso. Afinal, a utilidade do dedo é apontar para longe de si mesmo, na direção da luz que o ilumina e a tudo mais.

De agora em diante, livre-se do peso das conclusões preconcebidas e "se abra" para tudo e para todos. Lembre-se, meu amigo, a serventia da xícara reside na sua vacuidade.

— BRUCE LEE

Agradecimentos

Não preciso dizer que sem meu pai este livro não existiria, mas sem minha mãe ele também não teria sido escrito. Meu pai escreveu as palavras e criou a arte, mas minha mãe tornou possível (e ainda faz isso) que fôssemos todos bem-sucedidos em nossos objetivos, e juntos eles viveram a vida ao máximo e formaram um time. Sem minha mãe conservando o trabalho do meu pai e o mostrando a mim ao longo dos anos enquanto eu crescia, o mundo não teria uma percepção tão pessoal de Bruce Lee nem eu. Obrigada, mamãe, por preservar o legado da nossa família, por me amar, por me ensinar a ser generosa e atenciosa e por me criar para ser quem eu desejasse. Amo você.

Para Brandon, sinto sua falta todos os dias. Obrigada por você ter sido um irmão mais velho tão maravilhoso e por ter estado ao meu lado durante tantos anos. Ainda agora, sinto você comigo.

Sem minha filha, Wren, eu não teria me tornado a pessoa plena e responsável que sou hoje. Wren, você me ajudou na descoberta de mim mesma. Tem sido minha melhor professora e meu grande amor. Você tem uma alma linda, e sou grata pela profundidade e naturalidade do nosso relacionamento. É uma honra ser sua mãe. Você é a melhor filha do mundo, e eu amo você.

Para minha família agregada da Bruce Lee Enterprises, Sydnie Wilson, Chris Husband, Lydy Walker e Jess Scott, obrigada pelo apoio. Vocês me garantiram tempo e espaço para escrever em casa e foram sempre positivos e incentivadores. Ajudaram-me a lidar com o processo de maneira tão fácil – com logística, comentários, pesquisando nos arquivos etc. Obrigada por serem colegas e amigos. E, Sydnie e Chris, obrigada por me darem seu coração e não apenas a mente, por ficarem comigo nessa montanha-russa, me segurando firme, e por serem uma extensão da minha família.

Um enorme agradecimento a Sharon Lee, a quem se deve a existência do *podcast* de Bruce Lee. Sharon foi a catalisadora para o programa, e ele foi o catalisador para o livro. Se não tivéssemos tido tanto prazer em falar de filosofia, eu não teria atraído a atenção de Albert Lee e Jane von Mehren da agência literária Aevitas Creative Management. Obrigada, Sharon. Eu sou eternamente grata a você e à sua centelha!

Albert e Jane, obrigada por estenderem a mão para essa novata e pedir para que eu escrevesse um livro – uma coisa que secretamente sempre desejei fazer. Como vocês sabiam? Seu entusiasmo, sua experiência e sua orientação foram muito valiosos. Obrigada por terem achado uma editora para este livro e, Jane, obrigada por me apoiar durante todo o processo e ter sido uma consultora tão cuidadosa, calorosa e competente. Obrigada a Nicole Tourtelot, que foi minha ajudante, confidente e meu segundo cérebro, além de técnica qualificada e, ela mesma, escritora. Obrigada por me guiar ao longo do processo, desde o projeto até o manuscrito finalizado. Obrigada por ser meus olhos e meus ouvidos, por me ouvir com tanta consciência e por ajudar a me organizar e me expressar. Seu amor pelo material e sua personalidade calma e autêntica fizeram esse processo ser agradável e suave. Eu lhe agradeço muito.

A todos da Flatiron Books, muito obrigada. Tive e terei muito apoio da parte de vocês. Saibam que lhes sou tremendamente grata. Um agradecimento especial a Bob Miller, por entender com tanta clareza o projeto e, desde o início, ter sido um entusiasta da publicação deste livro, e à Sarah Murphy, por sua edição detalhista, clara, motivadora e perspicaz. É um prazer trabalhar com você e lhe sou grata pelo carinho que dispensou ao material e por sua experiência e apoio sincero.

Aos professores dolorosos da minha vida, obrigada. Cresci por meio das nossas experiências de modo impressionante e profundo. Agradeço pelos desafios que me apresentaram e que me fizeram olhar mais profundamente para dentro de mim mesma. Eu amo todos vocês.

Há muitas outras pessoas a quem devo agradecer por terem me ajudado a me moldar e que me deram apoio, mas vou nomear apenas algumas. Joy Margolis, minha irmã de alma; Tony Leroy, minha luz; Liz Odders-White, minha amiga de todas as horas; Sasa Woodruff, minha mediadora do *podcast*, amiga e companheira gastronômica; Kalyn Cai Bennett, minha nova amiga e transmissora de sabedoria; Dennis Chang e

Mike Sullivan, meus animados, divertidos e excelentes colaboradores, além de novos amigos, muito obrigada. Agradeço a todos por seu entusiasmo, por acreditarem em mim, me orientarem e apoiarem de tantas formas. Em 2019, declarei que queria criar um sistema de apoio com pessoas que estivessem verdadeiramente empenhadas no meu bem-estar, e sinto que encontrei isso em vocês. Muito obrigada.

E, para o meu pai, obrigada por ter sido meu *baba*, por me amar tão carinhosamente e por ainda continuar a me criar.

Sejam como a água, meus amigos.

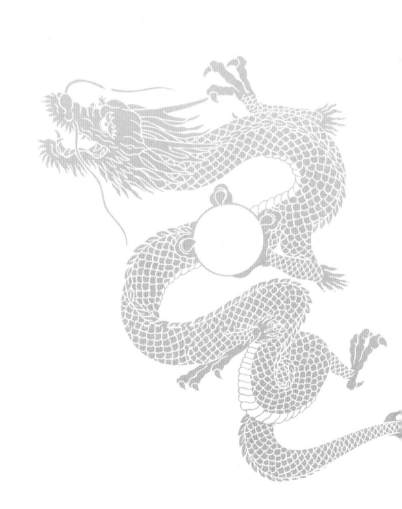

Compartilhe a sua opinião
sobre este livro usando a hashtag
#SejaComoAÁgua
nas nossas redes sociais:

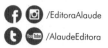